E TERÁS
QUE ME DIZER

JORGE CUNHA CRUVINEL FILHO

E TERÁS QUE ME DIZER

EDITORA
Labrador

Copyright © 2023 de Jorge Cunha Cruvinel Filho
Todos os direitos desta edição reservados à Editora Labrador.

Coordenação editorial
Pamela Oliveira

Assistência editorial
Leticia Oliveira
Jaqueline Corrêa

Preparação de texto
Luiz Pereira

Revisão
Iracy Borges

Projeto gráfico, diagramação e capa
Amanda Chagas

Ilustrações de miolo
Marcus Knight

Ilustração de capa
Amanda Chagas via prompt Midjourney

Dados Internacionais de Catalogação na Publicação (CIP)
Jéssica de Oliveira Molinari - CRB-8/9852

Cruvinel Filho, Jorge Cunha
   E terás que me dizer / Jorge Cunha Cruvinel Filho. 2ª ed. — São Paulo : Labrador, 2023.
160 p. : il., color.

ISBN 978-65-5625-368-8

1. Espiritualidade 2. Psicologia I. Título

23-3874   CDD 265

Índices para catálogo sistemático:
1. Espiritualidade

EDITORA Labrador

Editora Labrador
Diretor editorial: Daniel Pinsky
Rua Dr. José Elias, 520 – Alto da Lapa
05083-030 – São Paulo – SP
+55 (11) 3641-7446
contato@editoralabrador.com.br
www.editoralabrador.com.br

A reprodução de qualquer parte desta obra é ilegal e configura uma apropriação indevida dos direitos intelectuais e patrimoniais do autor. A editora não é responsável pelo conteúdo deste livro. O autor conhece os fatos narrados, pelos quais é responsável, assim como se responsabiliza pelos juízos emitidos.

*Esta pequena obra é dedicada ao meu pai
nesta existência (Jorge Cunha Cruvinel).
Se não fosse por sua dedicação à família,
este humilde buscador não teria segurança
física nem psicológica para refletir
sobre as coisas do Alto.*

Invocação

Oh Arunachala (Consciência Absoluta)!

Que possamos nos desvencilhar das energias grosseiras (gunas) que assolam a mente.

Que possamos cumprir o dever desta existência (karma) sem deixar conflitos nem questões pendentes.

Que possa haver quietude interior para que possamos ver Sua Luz.

Que possa haver paz interior para que possamos perceber Sua Misericórdia.

E que possa haver Verdadeira Sabedoria para que realizemos nossa Unidade.

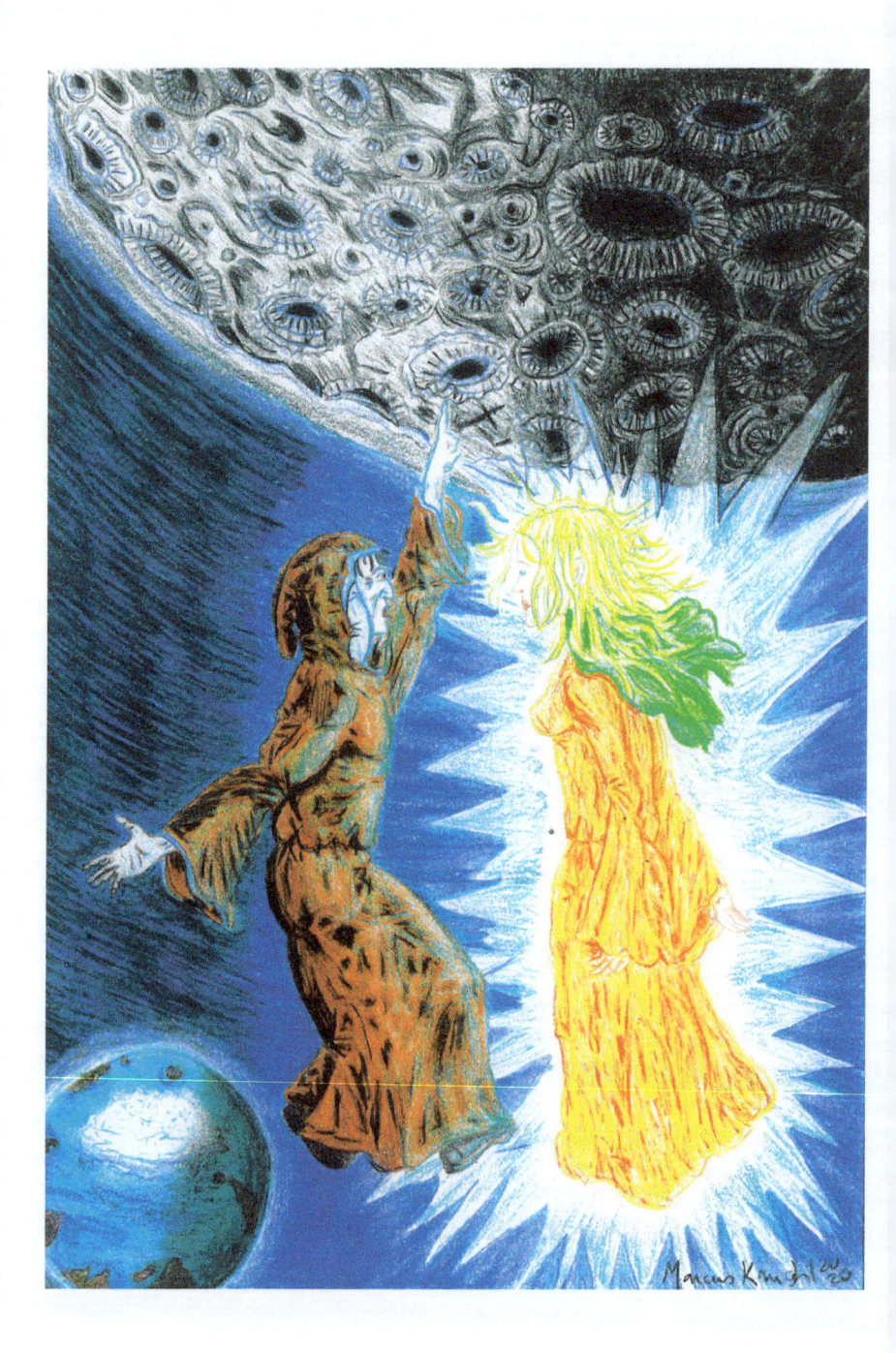

CAPÍTULO 1

1. Somos pensamentos sucessivos enquanto iludidos.

2. Todos os pensamentos são limitados e nos limitam em suas durações.

3. Afora momentos de doença ou dor física, vivenciamos os pensamentos basicamente.

4. Intuir a Misericórdia Divina, mesmo quando surgem momentos de dor severa, é o caminho transcendental.

5. A consciência submetida ao sistema humano de pensamentos tem enorme dificuldade de manter a convicção da Misericórdia Divina em meio a adversidades aflitivas.

6. Quando pensa ou age sem a convicção de que Deus é compassivo, a consciência humana se arrepende, porque produz o que é ruim e danoso.

7. Portanto a Misericórdia Divina é sempre fundamental.

8. A Misericórdia Divina é a bondade inerente à Consciência Universal.

9. Assim como se houver somente escuridão nunca haverá luz, se houver somente não inteligência nunca haverá inteligência.

10. Há um substrato de inteligência anterior à inteligência que se manifesta no humano.

11. A possibilidade de tornar-se cônscio do substrato primordial de inteligência, Consciência Absoluta, é a maior dádiva do nascimento humano.

CAPÍTULO 2

12. A mente e o mundo têm a mesma substância.

13. A vida é constituída pela substância mental.

14. A substância mental é constituída pelos gunas.

15. Os gunas são os fundamentos dos pensamentos. São de três tipos: rajas, sattva e tamas.

16. Rajas é a energia de vida. Vontade de viver, vontade de construir. Construir relações afetivas, ter uma profissão, ter uma posição social, adquirir conhecimento (mundano e espiritual), cultivar virtudes, melhorar psicologicamente. Também é a vontade de fazer arte como escrever música ou literatura. Igualmente, está por trás do cuidado ao corpo.

17. Tamas é a energia de morte. Vontade de morrer, vontade de destruir ou desistir. Dele

resultam atos autodestrutivos como uso de drogas, abuso de álcool, sexo compulsivo, pornografia, glutonaria e até mesmo suicídio. Dele também resultam atos maldosos como magoar alguém, fazer alguém sofrer, sentir inveja e até mesmo causar traumas psicológicos. Está associado, também, ao descuido com o corpo e à gênese de doenças.

18. Sattva é uma energia rara no sistema mental humano. Trata-se ainda de pensamentos, mas já com um lume espiritual. Está relacionado ao equilíbrio entre opostos (tamas-rajas). É a junção do divino e do humano num êxtase momentâneo. Está relacionado às experiências espirituais e também à alta produção artística.

19. Nenhum dos gunas é salvífico.

20. Necessitamos de uma luz transcendente que, com seu movimento superior, nos faça funcionar e vivenciar para além dos gunas, num nível maior de compreensão.

CAPÍTULO 3

21. O fluxo mental gira em círculos, sem um objetivo final. É verdadeiramente salvífico o cessar do fluxo.

22. Enquanto o fluxo mental alimentar um objetivo, não irá cessar, e a verdadeira sabedoria não irá desabrochar.

23. Dessa forma, é de imenso valor saber que a solução está fora do fluxo mental.

24. Sendo algo além do pensamento, a verdadeira sabedoria não pode ser controlada pelo indivíduo, já que o indivíduo tampouco controla seu fluxo mental.

25. Sendo assim, o "ser individual" não seria mais que um conceito.

26. O Todo assume aparências individuais, mas só há o Todo, o qual responde pela totalidade do fluxo.

CAPÍTULO 4

27. A consciência humana tende a projetar seus medos, anseios e traumas no mundo. Desse modo, dificilmente, enxerga as coisas com clareza. Por isso, tem enorme dificuldade para encontrar seu caminho na vida.

28. A consciência humana não pode se aferrar à imagem desejada que tem do mundo, porque pode acabar se prendendo a interpretações distorcidas. Pelo contrário, deve se atentar

para a realidade tal como ela de fato é e achar nela o caminho.

29. De nada serve imaginar caminhos mentais e se apegar a eles. O caminho precisa ser encontrado em meio à realidade percebida tal como ela é em seu emaranhado de dificuldades.

30. Fosse a realidade percebida resultado apenas do acaso, a vida seria um abismo sem fim. Contudo uma luz inteligente e misericordiosa assoma-se no mundo e propõe um caminho para a consciência humana.

31. A consciência humana não deve se atrever a impor seu próprio caminho, mas perceber e singrar o Caminho que a Consciência Una lhe propõe.

CAPÍTULO 5

32. Pode ser que sua consciência esteja cheia de vontade de viver, ou seja, conseguir objetivos desta vida. Isso é rajas.

33. Pode ser que sua consciência esteja repleta de vontade de desistir de todas as coisas. Essa energia de morte é tamas.

34. Pode ser que esteja vivenciando um momento de equilíbrio. Sem a ansiedade de conseguir objetivos e sem a desesperança de querer de-

sistir e não ver nada como bom. Então está vivenciando sattva e, nesse momento, sua consciência pode ir mais longe do que acreditava poder ir. Pode, também, ver mais do que acreditava ser possível ver.

35. Mas todas essas formas de vivências não eliminam o sofrimento, por serem momentâneas e não atingirem a Verdade Única. Simplesmente, revelam que a luz transcendente da Consciência Suprema é o que mais devemos buscar.

CAPÍTULO 6

36. O mundo não segue o fluxo desejado pela mente, isso vai gerando uma espécie de atrito.

37. Tal atrito é gerador de energia de morte (tamas).

38. Essa energia, quando nos identificamos com ela, produz as piores ações e arrependimentos subsequentes.

39. Tal energia precisa ser transformada ou eliminada. Eliminá-la através de atos negativos ou destrutivos alivia a tensão, mas produz dor subsequente. A sexualidade pode ser usada para isso, muitas vezes de forma irresponsável

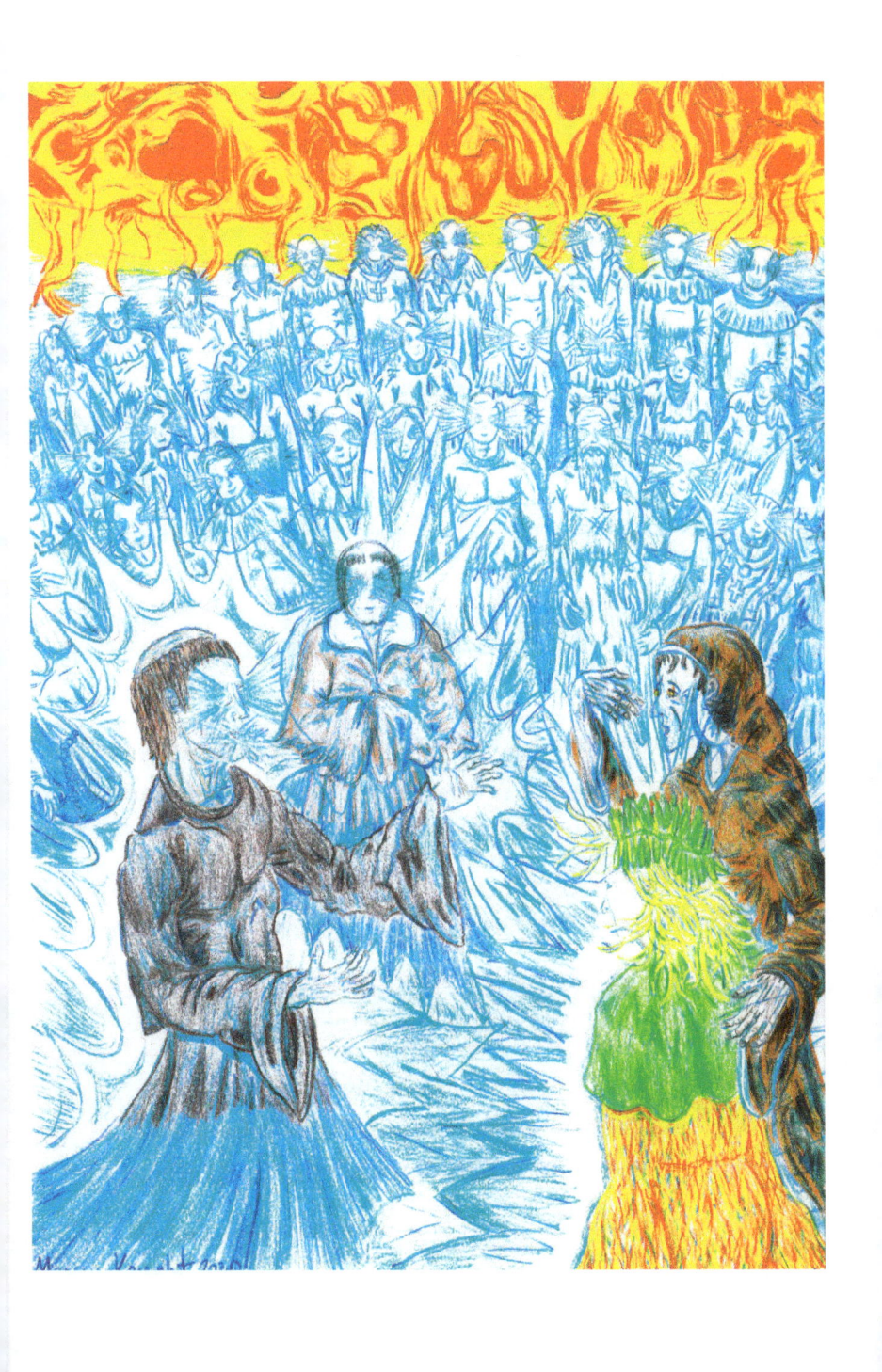

ou estúpida. A transformação dessa energia não é tarefa simples.

40. A mente ajoelha-se, pois, perante a Consciência Una, sentindo claramente sua pouca capacidade para transmutar essa energia.

CAPÍTULO 7

41. Não há unidade na consciência humana. Há um fluxo de vida e um fluxo de morte que se alternam.

42. O mesmo ocorre no mundo. Ondas de bons acontecimentos parecem se alternar com ondas de dificuldades.

43. Dessa forma, a consciência humana se dá conta de que o que ela realmente faz é observar a dualidade ocorrendo na mente e no mundo.

44. Na dualidade não há uma paz real e definitiva, porém isso não significa que devamos desistir de fazer o melhor possível.

45. Devemos fazê-lo, mas cientes do objetivo principal que é unificar a mente humana com a Consciência Una, única fonte real de paz e compreensão.

CAPÍTULO 8

46. A depender do grau de negatividade de uma ocorrência na vida de alguém, a energia negativa (tamas) domina totalmente o fluxo de pensamentos na consciência humana. Tal domínio desenergiza o corpo físico.

47. Assim, no caminho é necessário ter notícia da Misericórdia Divina e entender o fluxo das energias e o ciclo da vida e do mundo.

48. Ter notícia da Misericórdia Divina é saber que a limitada inteligência humana não surgiu do nada. Somente inteligência produz inteligência. A Consciência Absoluta, fonte primordial de inteligência, é anterior a tudo. Não possui começo nem fim. É Ela que está por trás da vida a tratar de seus acontecimentos e situações. Ter esse entendimento estabelecido em si é ter notícia da Misericórdia Divina e saber que há uma inteligência compassiva provedora do fluxo da vida.

49. Entender o ciclo é saber que, da mesma forma que ocorrem as três vertentes (rajas, tamas e satvva) na consciência humana, no mundo e na vida circundante ocorre o mesmo. Ora se manifesta sombrio, ora empolgante e, mais raramente, brilha um espirituoso equilíbrio. Eis as cores e

desdobramentos da dualidade (eu-mundo), a qual não nos permite um porto seguro de paz. Dessa forma, nos faz conscientizar da profunda necessidade de reunificar a consciência humana fragmentada com a Consciência Única.

50. Tal meta é centrante e é o único fator de equilíbrio capaz de conduzir o fluxo mental de forma a experienciar a vida de maneira sábia e compassiva, ao máximo que é possível para a consciência humana.

CAPÍTULO 9

51. Existe uma Verve oculta por trás da mente humana ordinária.

52. Buscar essa Verve é tudo quanto há de essencial. Ao mesmo tempo, não é possível buscar o que já está lá. É mais uma questão de percebimento, o qual se dá com a extinção da mente ordinária.

53. Ter fé autêntica é ter fé nessa Verve, a qual criou todas as coisas.

54. O humano precisa estabelecer seu ser nessa Verve, porque estabelecer seu ser nas demais coisas é efêmero e ilusório.

55. Sentir confiança nessa Verve é ser são. Sentir que toda dor não é inútil e que a vida é orquestrada por uma Verve de Luz é são.

56. A Consciência Una é a única capaz de compassar o ritmo caótico da mente humana ordinária.

57. Estabelecer o ser em coisas efêmeras causa ressentimento e angústia. Estabelecer o ser na Verve de Luz é tudo quanto é essencial. Ter notícia disso, meu amado, é auspicioso.

CAPÍTULO 10

58. A consciência humana anseia pelos raios da inspiração e talvez seja esse seu mais profundo anseio. Mesmo quando a vida humana está indo bem, ressoa no cerne da consciência humana um anseio pela inspiração que provenha da Consciência Una.

59. Quando tocada por um raio de inspiração, a consciência humana se torna sattvica (equilibrada) e vê o lugar certo para cada coisa. Contudo esse raio evanescente não é resolutivo. Assim, logo a consciência humana recai em seu funcionamento ordinário.

60. Para, de fato, transcender sua limitação a consciência humana tem de reconhecer sua

verdadeira identidade e a natureza real do que se manifesta ao seu redor.

61. Viver de lampejos de inspiração e desejá-los fortemente não é um bom caminho. Se não se impacientar, a consciência humana poderá receber raios de inspiração de quando em quando. Mas esse não é o objetivo da vida.

62. Para ser o objetivo definitivo e salvífico tem de ser o cerne de si mesmo. Para, então, não mais receber o afluxo momentâneo dessa Luz, mas ser essa Luz e se estabelecer na Realidade Última.

CAPÍTULO 11

63. É indiscutível que o fluxo do mundo é semelhante ao fluxo da mente humana. Ora impera rajas (energia de vida), em que as coisas do mundo vão muito bem e se tornam muito atraentes, ora impera tamas (energia de morte), em que as coisas assumem um gosto amargo e tudo parece doloroso. Em outras ocasiões impera sattva (energia divina) e tudo está pacífico, então a mente se banha de clareza e os devotos da Consciência Una veem brotar no espaço do coração o que se define por Misericórdia Divina e

ganham a certeza de que trilham o melhor caminho.

64. Não é a consciência humana capaz de se manter num bom caminho se esses momentos de sattva em si mesma e no mundo não vierem alentá-la de vez em quando. Há de saber que nem sempre o caminho da Consciência Única coincide com o caminho considerado melhor pela consciência humana. Nos momentos de sattva há essa sintonia, mas não há de se apegar a essas inspirações momentâneas. Somente a realização de nossa verdadeira identidade é realmente libertadora.

65. Os momentos de rajas, em que tudo vai bem, oferecem o risco de causar apego por coisas volúveis e, consequentemente, a ansiedade pesarosa por possuí-las, além do medo trêmulo de perdê-las. Portanto não devem ser valorizados em demasia.

66. Os momentos de tamas, em que reina a amargura, podem levar a consciência humana a agir de modo estúpido, causando danos a si mesma e aos outros. Em tais momentos a inação é luz, e esperar a tempestade dolorosa passar é sabedoria. Não se deve supor, nesses momentos, que a Consciência

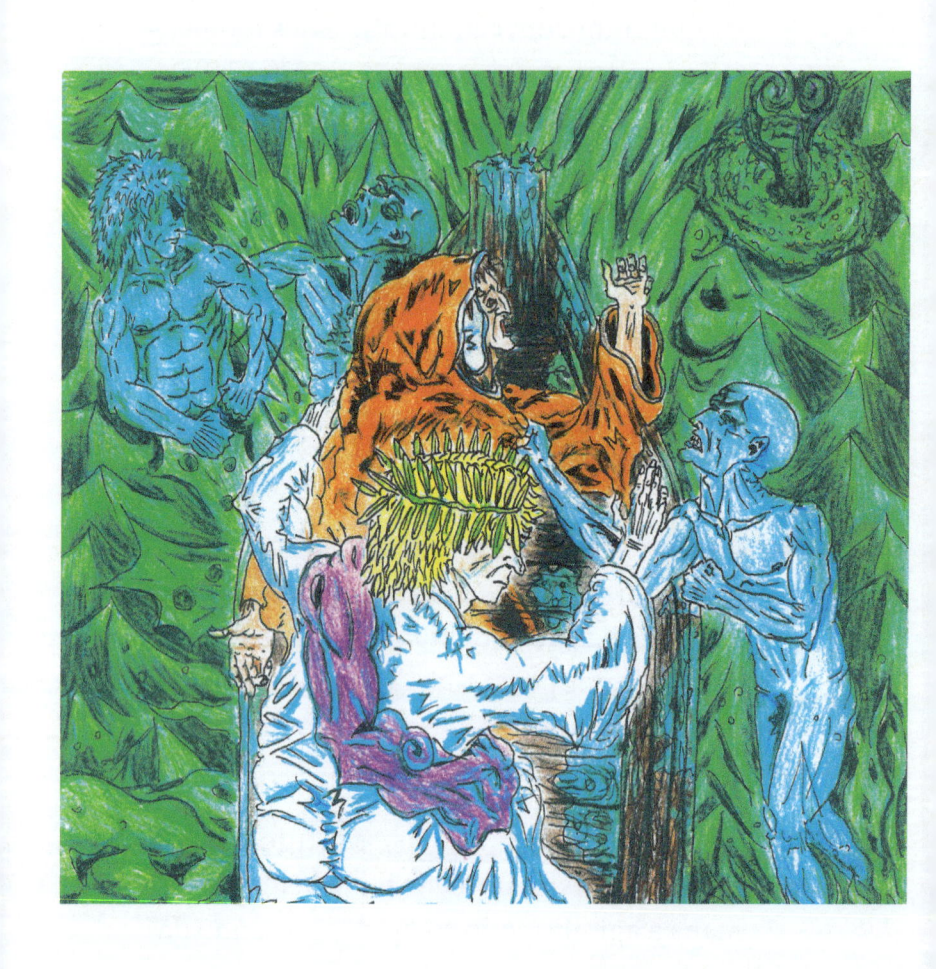

Absoluta inexista, tampouco questionar a sua amável inteligência. Eis o maior desafio abrigado pela mente humana.

67. Por trás da consciência humana reside a Consciência Absoluta, nossa verdadeira identidade, que é o único espaço de verdadeira luz. Não pode o humano se contentar com a consciência humana ordinária. Saber da necessidade de transcender a mente humana não é querer demais, tampouco orgulho. Na verdade, trata-se de um gesto de humildação perante a Consciência Absoluta. Assim, manifestamos que necessitamos de Sua Luz tanto no espaço da temporalidade mundana quanto para adentrar no caminho do Eterno.

CAPÍTULO 12

68. A ideia de um ego separado dos demais egos (pessoas) na figura de um pensador controlando o fluxo mental é sumamente falsa. As pessoas são açoitadas por um fluxo mental repleto de tamas (energia de morte), embora esse não represente de modo algum seus desejos. Da mesma forma são acometidas por uma avalanche de rajas (energia de vida), despertando apegos e desejos muito intensos

que acabam causando enorme medo de não conseguir os objetos de desejo e, ao consegui-los, enorme medo de perdê-los. Do mesmo modo, uma pessoa pode estar muito desejosa de receber ideias inspiradoras (sattva) em seu fluxo mental, contudo pode se ver estabelecida em um deserto de ideias e de sentimentos.

69. O mundo também não é controlado de forma alguma pela consciência humana. Ela pode empreender esforços e conseguir alguns resultados, mas sempre limitados e, para acontecerem, dependem de uma série de forças operantes fora da zona de controle da consciência humana. É ilusório e ignóbil achar que se tem controle sobre pessoas ou coisas. Na verdade, sempre somos observadores do fluxo do mundo, o qual ora apresenta situações dolorosas repletas de tamas, ora brilha envolvente como rajas, causando os mais diversos desejos e, em raras ocasiões, há a luz de sattva em que tudo reverbera paz e harmonia. Quando coisas favoráveis ocorrem no mundo, o devoto da Consciência Absoluta sabe agradecer Sua Divina Benevolência, porém sem se apegar a coisas transitórias e sem perder de vista seu real objetivo.

70. Dessa forma, brota na consciência humana um autêntico anseio por Liberdade. Não mais

ser carregada daqui para lá pelo fluxo mental instável, tampouco pelo mundo confuso. É necessária a busca pela nossa verdadeira identidade, que é centrante e esclarecedora. Ao nos aproximarmos da Consciência Absoluta, nos aproximamos do que realmente somos. E, somente assim, no espaço da Consciência Única, podemos usar o termo liberdade e vivenciar o seu real significado.

CAPÍTULO 13

71. Ter notícia da Misericórdia Divina é centrante e conduz a consciência humana confusa a um maior equilíbrio.

Quando mergulhada em rajas (energia de vida), a mente humana pode acreditar que suas próprias forças são suficientes, que pode empreender o que quiser e conseguir seus objetivos. Dessa forma, pode esquecer que a Misericórdia Divina é o sal da vida, o sumo da existência.

Afundada em tamas (energia de morte), a mente humana pode ver tudo como negativo e sem sentido e, assim, achar que não há uma Inteligência por trás das coisas. Enfim, pode estar tão aflita, devido ao fluxo do mundo não coincidir com seus planos ou desejos, que se cega para a Misericórdia Divina sempre presente. Ela nem sempre se faz tão evidente, mas olhos pacienciosos sempre encontram Sua Luz, ainda que em meio às dificuldades mais intensas.

Sem notícia da Misericórdia Divina, a consciência humana se destrói enredada em culpa.

Sem notícia da Misericórdia Divina, a consciência humana distorce tudo em que coloca os olhos.

CAPÍTULO 14

72. Jamais entendi o fluxo do mundo. Jamais entendi o fluxo mental.

Os acontecimentos se sucedem em ciclos. Por vezes sattva (energia luminosa) se apresenta e traz alento inspirado. Outras vezes rajas (energia de vida) se mostra através de um mundo aprazível (encantador), mas que pode gerar apego excessivo, ansiedade, tensão e receio de perder o que foi conquistado.

Algumas vezes é tamas (energia de morte) que se faz notar e tudo é obscuro e um tanto constrangedor.

Sattva traz pensamentos luminosos que alentam o coração. Rajas conserva a vida e está repleto de boas intenções, faz buscarmos o melhor em nós mesmos, em nossas relações interpessoais e no mundo. Porém, por vezes, se torna excessivo, gerando inquietação, apego excessivo a coisas transitórias, medo de perder o que se tem, competitividade. Assim, rajas pode nos afastar da Unidade e criar enorme tensão. Quando tamas assombra a consciência humana, tudo parece áspero e sem caminho. Ficamos enredados em pensamentos distorcidos e sentimentos baixos.

É preciso se sentir grato quando a luz (sattva) toca o mundo.

É preciso se sentir grato quando a luz (sattva) toca a mente.

Porém é sobretudo importante reconhecer a necessidade da Verdade. A pequena consciência humana percebe sua limitação e olha para o fundo de si mesma, onde reside Toda Luz (O Ser).

O Ser, Consciência Única, abriga a verdade sobre nós mesmos que precisa ser constatada. Uma espécie de esquecimento obscureceu a consciência humana. Sem saber sua real identidade, a mente humana se viu escravizada pelo fluxo mental e pelo fluxo do mundo. Intuir em si mesmo a Verdade e ter a convicção de poder reconhecer a Consciência Absoluta como nossa verdadeira identidade abrem o caminho da devoção. E, através do caminho devocional, a convicção intelectual se internaliza até, por fim, se tornar realização espiritual definitiva. Para então, enfim, transcender o fluxo do mundo.

Para então, enfim, transcender o fluxo mental.

CAPÍTULO 15

73. Cumprir o karma (dever desta existência) com respeito é sattvico (mente equilibrada). Estar disposto a cumprir o karma (dever desta existência) cria uma abertura na mente humana para a luz divina (sattva), então há auxílio da Consciência Única para o cumprimento do karma (dever desta existência).

Estar disposto a cumprir o karma (dever desta existência) mobiliza a Consciência Única e faz com que Ela crie condições no mundo para que o karma (dever desta existência) se torne realizável.

Sem a Luz Compassiva da Consciência Suprema, seja inspirando a consciência humana, seja tocando o mundo, o karma (dever desta existência) se torna áspero demais e irrealizável.

Sem a Luz Compassiva da Consciência Suprema restariam tarefas por cumprir e relações humanas para serem vivenciadas, observadas e ordenadas. Assim, não haveria silêncio na mente para realizar a Consciência Única em si mesmo.

CAPÍTULO 16

74. Olhar o mundo com os olhos de sattva (luz) é estar atento e ter respeito pelo mundo. Contudo olhar o mundo com apego demasiado é colocar o coração no mundo e pensar que o sentido da existência pode ser encontrado nele. Isso gera ilusão e insatisfação. Ou seja, seria uma postura rajásica (energia de vida) possivelmente geradora de grande ansiedade e seria flertar com o desespero.

Já pensar que o peso do karma (dever desta existência) é grande demais e que é impossível abrir caminho nesta vida é a postura de tamas (energia de morte). Quando essa energia toma a mente, tudo é arrastado para a descrença e falta de sentido. Agir com a mente tamásica gera arrependimento. Agir com a mente tamásica leva à falta de consideração por si mesmo, pelos outros e, o que é pior, pela Consciência Suprema. Uma vez percebida essa energia, há de se tentar permanecer quieto, pois ela há de passar.

Quando ela passa, a Devoção à Consciência Suprema é novamente possível e o caminho da vida é uma vez mais aberto.

CAPÍTULO 17

75. Aparentemente, há uma desordem na vida. Contudo a desordem é apenas aparente. Imiscuída nas energias de vida (rajas) e de morte (tamas), a ação da consciência humana não será permanentemente luminosa, pois haverá distorção mental e margem para ação desordenada. Ter em mente a necessidade de agir o mínimo possível se mostra fundamental. Somente quando transcendida a consciência humana ordinária, realizando assim a Consciência Suprema em si mesmo, será possível a luminosidade da ação. O dever desta existência (karma) há de ser cumprido, mesmo sabendo que possuímos certo nível de distorção mental, ou seja, nem sempre a mente humana é sattvica (equilibrada), havendo desequilíbrio por tamas ou rajas excessivos.

Quando se cumula muito um desequilíbrio (seja por tamas, seja por rajas), pode haver uma ação desordenada. Tal desordem é preocupante de fato quando envolve outra pessoa e quando é quebrado um vínculo muito significativo entre duas consciências humanas, sendo ambas as pessoas muito significativas uma para a outra.

Dessa desordem advirá enorme sofrimento, porém é o próprio sofrimento que desperta a consciência humana para a necessidade de transcendência, levando ao início da busca espiritual.

Há de se cumprir o karma (dever desta existência) mesmo em meio a certo nível de desequilíbrio. As ações não hão de ser demasiadas, há de se esperar, na medida do possível, por luz e clareza para poder agir. Uma ação demasiado desequilibrada acarreta sofrimento incalculável e, assim, para se livrar de tamanha angústia, tem início a busca pelo Eterno.

Há a Consciência Única por trás de todos os eventos da existência, a qual é fonte infinita de inteligência. Por vezes, Ela se vale do sofrimento para despertar consciências humanas que tomam caminhos obscuros.

Realizar a Consciência Absoluta em si mesmo é encontrar nossa verdadeira identidade.

Realizar em si a Consciência Absoluta é entender sua Ordem, mesmo em meio a uma aparente desordem.

A Consciência Divina é o mar onde deságua a correnteza da vida. Realizar o fundamento da vida é se unificar com a Consciência Divina, nossa verdadeira natureza. Assim, torna-se evidente a falsidade de uma existência separada (ego). Sem essa realização não há compreensão do verdadeiro sentido da existência, tampouco se consegue perceber a Ordem por trás de tudo.

CAPÍTULO 18

76. Não é curioso que quando as coisas vão bem brote no fundo da mente humana um receio de que isso que brilha deixe de brilhar?

Desistir de tudo que há na vida neste mundo para se precaver do medo não é o melhor caminho. É simplesmente tamas (energia de morte) que pode habitar a mente humana e gerar indolência.

Confiar na ação e engenho humano para obter felicidade e fazer com que as coisas ocorram bem na vida neste mundo não é o melhor caminho. É simplesmente rajas (energia de vida), que pode habitar a mente humana e gerar inquietação e ansiedade. Somente a mente que repousa e confia no Ser, sattvica, pode encontrar o melhor caminho e

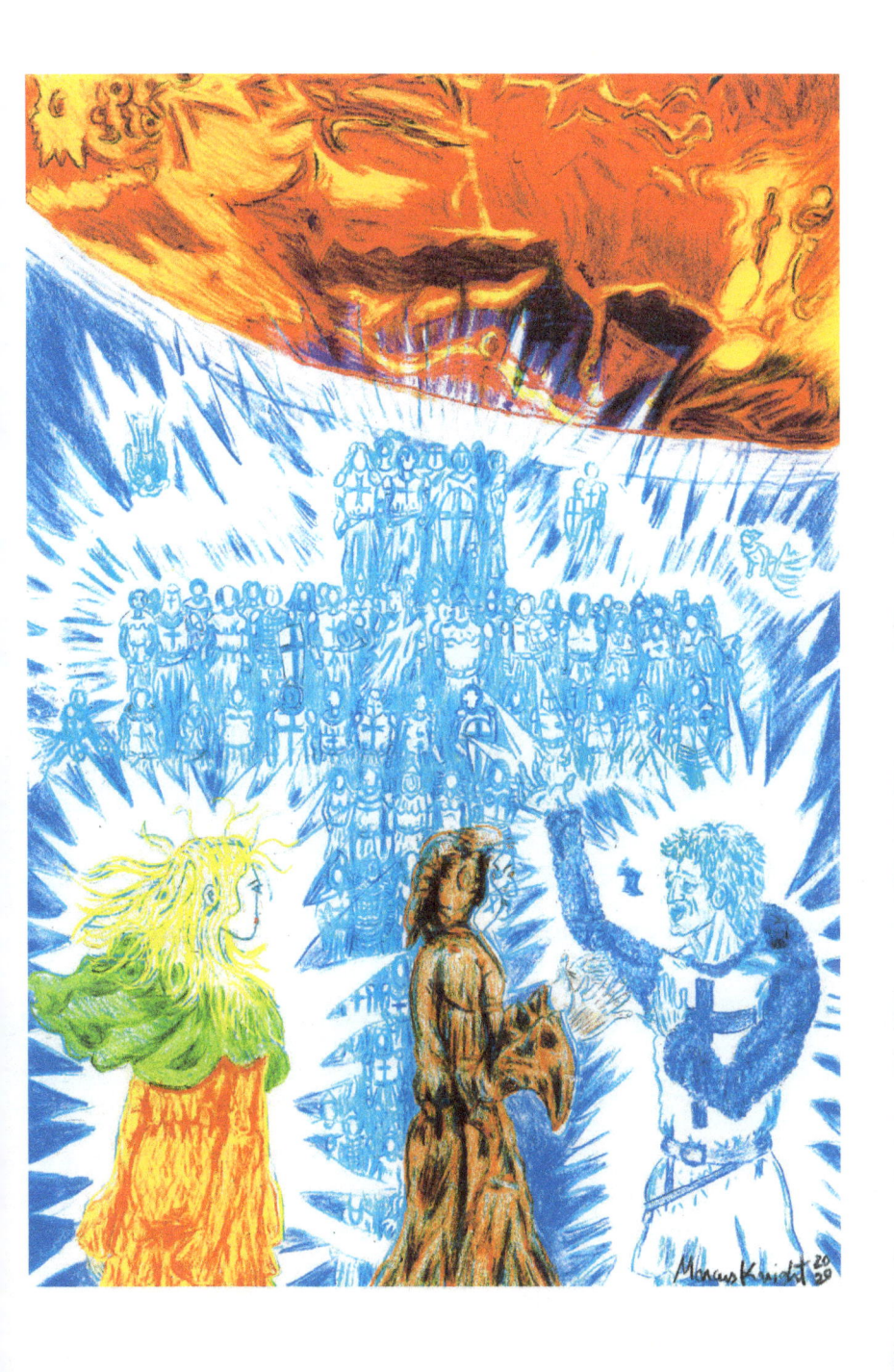

ter discernimento. Apenas a mente sattvica intui o momento de ação e o momento de quietude, o momento de expressão e o momento de silêncio. E somente ela consegue, de fato, direcionar sua energia para realizar o Ser.

Perceber que tudo habita o reino da Consciência Una e que nós somos esta Consciência Una, muito além da mente humana, é ter notícia da Sabedoria Sagrada.

Resguardar essa notícia com amor no centro do coração é Devoção.

E, por fim, realizar essa notícia em si mesmo é encontrar a liberdade no seio da Verdade.

CAPÍTULO 19

77. A postura é ir se despedindo das coisas da vida à luz da Misericórdia Divina. Deixar a mente se deslumbrar com as coisas da vida é sobremodo danoso, pois gera medo de perder aquelas condições favoráveis, que são sempre transitórias, o que mergulha a alma em um estado de tensão. Pode, também, haver o risco de um fascínio pelas coisas da vida desencadear um excesso de rajas (energia de vida) que não se satisfaz com o que lhe é propiciado pela Divina Misericórdia,

mas anseia obter sempre mais das coisas da vida, já que valoriza demais essas coisas. Tal situação distancia da busca pela Realidade Última, a qual é o único meio de transcender o sofrimento. Contudo se cegar para o que é bom e para o que é belo nas coisas da vida é ignóbil. Há que reconhecer traços da Consciência Divina nas dádivas ofertadas por Ela em virtude de Sua Misericórdia. Também é importante se satisfazer com o caminho que a vida lhe abrir, sem ficar afoito por experiências diversas.

Embora coisas boas se manifestem nesta vida, são todas limitadas, e somente o reconhecimento da Consciência Única em si mesmo como nossa verdadeira identidade traz real felicidade e compreensão de todo o fluxo da vida.

Então o caminho é ir se despedindo das coisas da vida, mas não uma despedida melancólica. Uma despedida que remete ao zelo pelas pessoas que lhe cabe zelar. Um reconhecimento da beleza e da bondade que, por vezes, se manifestam, mas sempre sabendo que têm duração e que não são a finalidade última da existência. Cabe a cada um entender em sua própria vivência que a Divina Misericórdia faz com que a despedida não seja áspera, mas portadora de um sentido num fluxo contínuo de inteligência e de luz.

Colocar-se nesse fluxo é reconhecer a beleza e a dor em suas devidas proporções.

E que seja doce essa despedida, ao saber que ela deságua na Unidade.

CAPÍTULO 20

78. A Consciência Absoluta é repleta de bem-aventurança, possui inteligência infinita e é nossa verdadeira e eterna identidade. Porém no silêncio magnífico Dela surge uma primeira vibração, um primeiro movimento mental com imagem e palavra, eis o pensamento eu, que cria a ilusão mental de identificar a Consciência Absoluta com o pequeno corpo humano em formação, já que isso ocorre ainda em tenra idade. A partir disso, não mais nos identificamos como Consciência Eterna bem-aventurada, mas com a instável correnteza de pensamentos (gunas).

A possibilidade de retomarmos nossa verdadeira identidade é a maior dádiva do nascimento humano. Estabelecidos em nossa real identidade, encontramos a paz e a segurança do Ser, que não podem ser abaladas. Buscar essa paz transcendente é o real sentido da vida.

Porém nos vemos obstruídos por um emaranhado de pensamentos com as mais diversas características que insistem em habitar a consciência humana, mesmo sem serem solicitados por nós. Identificados com o fluxo mental não conseguiremos realizar nossa real identidade como Consciência Absoluta. É necessário o silenciar dos gunas (pensamentos) para que a Verdade se revele no interior de nós mesmos. Esse silêncio não ocorre no início da busca espiritual, mas é o ápice de um processo de descondicionamento através da desidentificação gradual da consciência humana com os gunas (pensamentos). Assim, o movimento vai se tornando mais brando, a consciência humana vai se tornando menos reativa e mais pura. Até que, em um Dia Dourado, a verdade sobre nós mesmos se apresente.

De que serve dominar todos os conhecimentos mundanos se desconhecemos a verdade sobre nós mesmos? O início da busca espiritual é uma correção de rota. Os olhos, já cansados do mundo instável, se voltam para dentro e buscam a essência.

CAPÍTULO 21

79. Em última instância, o rio da consciência humana não tem um ego controlador que selecione ou ordene os pensamentos. Os pensamentos emergem da Consciência Absoluta e captam nossa atenção.

Esquecidos de nossa Essência, Consciência Absoluta, somos prisioneiros das imagens e palavras mentais.

Num dado momento pode emergir um pensamento com caráter de rajas e, então, estaremos muito envolvidos com a vida no mundo e tomados por desejos. Vamos querer muito que as coisas da vida deem certo e estaremos dispostos a empreender o maior dos esforços para que isso aconteça, ainda que isso oprima o coração com ansiedade e senso de competição.

Num outro momento pode emergir um pensamento com caráter de tamas, que é o cansaço em relação à vida, um fechamento na desesperança e na falta de sentido. Conclui-se, erroneamente, que a vida é somente um sacrifício demasiado e que não há uma razão de ser para cada coisa. Tomados por essa energia grosseira, achamos que a vida não vale a pena, não conseguimos encontrar luz. Por isso dizemos que essa energia nos cega.

Em momentos dadivosos pode sobrevir sattva, que é uma espécie de consolo divino no aparelho mental. Uma clareza incrível e inexplicável. Uma intuição poderosa.

Como não há de fato um ego que controle o fluxo mental, é ignorância insistir em controlar ou reprimir o fluxo. Seriam apenas pensamentos se opondo a pensamentos, o que apenas fortalece o fluxo. Contudo, por meio da compreensão, há um reconhecimento da energia que está imperando na mente no momento, podendo ser rajas, sattva ou tamas. Com esse reconhecimento percebe-se quão danosa pode ser uma dada energia mental. Assim, ocorre um certo distanciamento em relação às energias mentais grosseiras e a mente se torna mais sattvica (equilibrada), como se realmente fosse apenas uma testemunha olhando o rio mental passar.

Permanecer em quietude quando uma energia grosseira se apresenta é uma dádiva divina e abre o caminho da Devoção. Através do distanciamento em relação aos gunas (pensamentos), vai ocorrendo um silenciar da mente. Quando o silêncio toma a mente por completo, há a real possibilidade de reconhecermos a base primordial de onde tudo emerge no interior de nós mesmos e, assim, retomarmos nossa verdadeira identidade enquanto Consciência Eterna.

Desse modo, através de uma mente que entende seu próprio funcionamento, há uma libertação em relação às vibrações mentais grosseiras para, enfim, acessar Aquilo que é anterior a quaisquer vibrações e que é nossa real identidade.

CAPÍTULO 22

80. Os estados mentais são passageiros. O maior desejo do ser humano é permanecer num estado mental satisfatório. Contudo é preciso saber sobre os estados mentais.

    O estado mental de rajas (energia de vida) é sobremodo agradável no começo, mas pode se transmutar em ansiedade e medo de perda. Sendo a energia que conserva a vida, é através dela que o ser humano empreende esforços para atingir os objetivos da vida no mundo. Entre esses objetivos está desde a manutenção do corpo físico, o cuidado com familiares, o cultivo de amizades, tentativas de melhorar psicologicamente, busca por virtudes e dedicação a uma religião, até a busca por gratificações dos sentidos, através dos mais variados prazeres. Contudo um envolvimento excessivo com essa energia torna o ser humano muito apegado a seus objetivos mundanos, gerando tensão, inquietação e enorme receio de perder aquilo que foi conquistado. Assim, a mente se torna demasiado acelerada, sempre buscando mais coisas no mundo e mais experiências. As experiências mundanas são sempre incompletas e incapazes de oferecer uma satisfação plena, pelo contrário, cada vez que experiencia o prazer a mente humana fica incitada a experienciar mais. Assim, o movimento mental se torna por demais agitado. Preocupações provocam tempestades mentais. Apegos mais diversos tomam conta e o ser humano já não tem centramento. A angústia sobrevém e a consciência humana se torna vítima do excesso de rajas. Até o corpo pode manifestar esse excesso com tremores, respiração irregular e palpitações. Nesse contexto, a busca por transcendência se torna impossível e afundamos na ilusão do mundo.

Já o estado mental de tamas (energia de morte) é se fechar para o mundo e para a vida. É alguém que já foi ferido e não quer se ferir mais. É um medo da vida que consome toda vitalidade. Deixa o corpo sem energia e o pensamento totalmente distorcido para o lado negativo. Assim, nada é mais visto com clareza. A notícia da Misericórdia Divina é esquecida e Deus parece inclemente. As ações movidas por essa energia são caóticas e perpetuam a desordem na vida da pessoa, que perde a consciência de que está causando mal para si mesma e passa a lastimar a existência. A busca espiritual se torna impossível quando esse estado mental impera e mesmo a conservação da vida no mundo corre perigo. O sofrimento inerente à vida no mundo pode levar a consciência humana a níveis mais elevados de compreensão e até mesmo ao despertar, como quando sonhamos com algo ruim e o pesadelo nos faz acordar e perceber que tudo não passou de ilusão e engano. Mas, na vida, se a mente não souber interpretar o sofrimento, ela se afunda em tamas e se torna danosa para si mesma, eliminando por completo a conexão com a Consciência Eterna que somos.

O estado mental de sattva (equilíbrio) é quando a intuição aflora e, percebendo ou não, a mente humana limitada está recebendo o afluxo do Absoluto. É quando a Consciência Única se deixa tocar pela mente humana limitada. Assim, tudo é visto com clareza e há uma fé que acalma.

Contudo todos esses estados mentais são passageiros e a compreensão disso impulsiona para a necessidade de uma mudança na raiz da mente humana. Essa mente corriqueira tem que sair de cena para a Realidade Última se manifestar definitivamente em nós mesmos. Então não nos perceberemos mais como um indivíduo limitado lutando no mundo, mas sim como a Consciência Absoluta que somos, de tal forma que perceberemos a Eternidade ainda em vida.

CAPÍTULO 23

81. Não há um ego.
Não há um eu separado.
Não há um centro controlador na mente que selecione os pensamentos que virão e que irão. Não há um centro controlador na mente que selecione os pensamentos que estão só de passagem e aqueles que desencadearão ação. São apenas pensamentos seguidos por pensamentos que compõem o fluxo mental. O pensamento eu, primeiro pensamento e fundamento da ilusão, "captura" os demais pensamentos, assumindo-os como "meus". Isso permite que os pensamentos subjuguem a consciência humana e tenham total controle sobre ela. A Consciência Absoluta, nossa verdadeira natureza, é fonte estável de paz, lucidez e bem-aventurança. Ela está além dos gunas (pensamentos), por

isso é encontrada quando esses silenciam. Contudo, quando se identifica com o fluxo mental, cria a noção de ego e toda a ilusão do mundo se inicia. O ego se sustenta apenas por pensamentos condicionados que se repetem, mas não é nossa verdadeira identidade, a qual está além da mente. O próprio mundo é uma criação do pensamento e não é a Verdade Definitiva, tanto que, quando estamos em sono profundo, continuamos existindo, porém o mundo está ausente. A Consciência Absoluta que somos existe mesmo na ausência do mundo e na ausência da mente. Desidentificar-se dos pensamentos ilusórios (gunas) e se estabelecer na Consciência Única que somos é a Verdade Antiga a ser acendida no coração.

Todo o fluxo da vida, desde a mente humana até os objetos do mundo, é um Movimento Unitário.

A mente humana se ilude ao se perceber separada do Movimento Unitário.

Perceber profundamente, ainda em vida, a inexistência de um centro controlador na mente, ou seja, de um eu separado, é retornar à Consciência Única e retornar ao Movimento Unitário. Através dessa realização interior, finda o sofrimento humano.

CAPÍTULO 24

82. Certamente, alternam-se na consciência humana energias de vida (rajas), energias de morte (tamas) e energia divina (sattva).

Tais energias afetam as imagens mentais, palavras mentais e até sensações no corpo.

A consciência humana pode se deparar com dificuldades intensas e até mesmo com traumas. O sofrimento, fundamentalmente, surge na vida humana para conduzir a mente a níveis mais elevados de compreensão e, em última instância, para levá-la ao despertar espiritual (moksha). Eis o modo como a Consciência Una permite que o sofrimento ocorra no mundo, dissolvendo ilusões e enganos, de forma que a mente humana, assim purificada, realize a verdade sobre si mesma. Porém, ao se deparar com dificuldades intensas e não tendo maturidade para interpretá-las da maneira correta, a consciência humana se afunda em tamas (energia de morte). A partir daí se coloca contra a vida, adota uma postura defensiva cuja tônica é o medo. Não consegue ver luz, tampouco intuir o melhor caminho. Emoções grosseiras então dominam a mente, a cognição torna-se distorcida e as ações caóticas, embora a consciência humana nem tome nota de sua autossabotagem, preferindo reclamar da existência como um todo.

A consciência humana não suporta uma carga muito grande de energia de morte (tamas) e, quando isso ocorre, acaba extravasando-a de alguma forma. Assim, surgem as compulsões por drogas, por comida, por sexo, entre outras. Faz-se qualquer coisa, por mais estúpida que seja, para fugir da sensação de angústia que essa energia causa. Pode ser extravasada, também, na relação interpessoal, através de ataques a outras pessoas, reclamações ácidas direcionadas a alguém, ou até mesmo críticas ferrenhas. Se a outra pessoa, que recebe essa energia, não tiver sabedoria espiritual para lidar, será negativamente afetada, gerando acúmulo de energia de morte (tamas) em si mesma e desequilíbrio interior.

Apesar de que, enquanto não ocorrer a transcendência completa da mente (moksha), essas energias vão continuar se alternando, o início da busca espiritual tem o potencial de reduzir a carga de tamas na mente humana. Havendo um objetivo espiritual, as energias deletérias começam a se tornar mais leves e menos frequentes. É como se fosse criado um distanciamento em relação a essas energias e não uma identificação imediata como antes. Tal processo acarreta uma mudança em nossa identidade. Antes havia uma completa identificação com as energias mentais alternantes (gunas). Com o início da transcendência dessas energias, nos aproximamos de nossa verdadeira identidade, ou seja, da Consciência Eterna.

A consciência humana não pode ditar em que velocidade isso vai ocorrer. Contudo cabe a ela reconhecer o processo sutil de descondicionamento e ter gratidão, uma vez que, de fato, adentrou o único caminho capaz de findar o sofrimento humano.

CAPÍTULO 25

83. Para realizar em si mesmo a Consciência Eterna é necessário ir além da pequena consciência humana ilusória com a qual estamos identificados.

    Enquanto a pequena consciência humana percorre os aflitivos caminhos dos gunas (pensamentos-emoções), a Consciência Eterna reside além do tempo e do espaço em profunda paz inabalável.

    Enquanto a pequena consciência humana se limita a imagens mentais e a palavras mentais, a Consciência Eterna não tem forma.

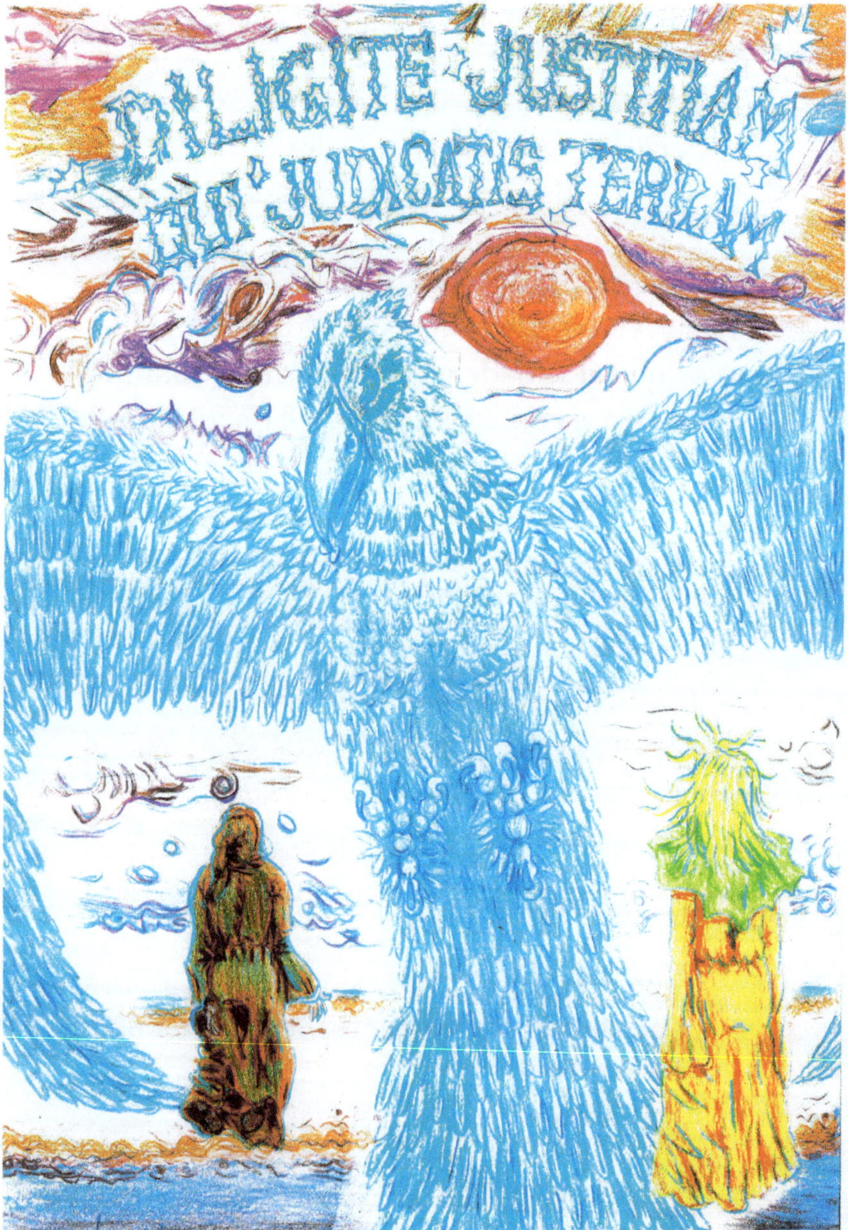
DILIGITE JUSTITIAM
QUI JUDICATIS TERRAM

Sendo assim, vivencia a si mesma sem representações. Estabelecida no sumo do Ser, brilha como a Verdade Única.

A mente humana não consegue compreender a Verdade. Ela pode apenas simbolizar a Realidade Última através dos pensamentos. Mas chega um momento que os símbolos se tornam empecilhos e, para vivenciar diretamente nossa verdadeira identidade, é necessário deixá-los de lado.

A bem-aventurança da Consciência Eterna é muito superior a quaisquer prazeres mundanos e, enquanto os prazeres mundanos geram inquietação em sua sede sem fim, a bem-aventurança do Ser silencia a mente em sua plenitude além do tempo.

Os símbolos que nos apontaram para a Realidade Última foram úteis no início da busca espiritual. Depois de profundamente compreendidos, devem ser transcendidos. Os esforços mentais vão perdendo importância e o silêncio mental começa a se apresentar. Devotados a esse silêncio interior, levemos a vida da maneira mais simples possível, sem nos envolvermos com o mundo além do necessário. Os olhos desejosos da Verdade vão se esquecendo dos desejos secundários. Assim, limpos, podem enxergar a Verdade Definitiva no mais profundo de nós mesmos.

CAPÍTULO 26

84. A consciência humana há de observar, com o máximo de distanciamento que lhe é possível, a roda de samsara da existência, que nada mais é que a alternância entre os blocos de pensamentos-emoções (gunas) na roda da mente. Quando se deixa cair na hipnose de um pensamento, ocorrem problemas. O Ser, nossa verdadeira natureza, é esquecido quando nos deixamos dominar pelo fluxo de pensamentos não solicitados. A Testemunha Impassível se confunde com o fluxo caótico e, assim, o sofrimento e a ilusão têm início.

Deixar a mente agarrar um pensamento e achar que por meio dele irá solucionar algo é frustrante e limitado. Um pensamento é um fragmento muito pequeno da Consciência Absoluta. Jamais algo tão ínfimo terá condições de ser eficaz na resolução de alguma dificuldade. Somente o Ser consegue dissolver os maiores problemas. Travar o fluxo se apegando a um pensamento insignificante é insanidade. O Absoluto, em seu ritmo, assenta cada coisa em seu lugar. Não cabe ao ego limitado exercer a função do Absoluto e achar que tem o controle, querendo impor sua vontade no mundo. Uma postura de entrega e aquietamento acende a luz da Devoção. Assim, a mente é iluminada por sattva (energia de Sabedoria) e, num instante, soluciona aquilo que parecia impossível de solucionar em milênios. Os pensamentos são limitados, a Consciência Única não.

CAPÍTULO 27

85. De fato, não há muito o que fazer no interior da mente humana. Não há um controlador que determine qual pensamento virá à tona, tampouco há um controlador que possa cessar o fluxo de pensamentos. De certa forma a Consciência Absoluta, ao se manifestar como consciência humana ilusória e adentrar o mundo ilusório, perde sua liberdade, uma vez que é levada pelo fluxo do mundo e pelo fluxo mental sem ter real controle. Desvencilhar-se do fluxo mental é encontrar a verdadeira identidade de si mesmo. Contudo tal acontecimento é precedido por um processo de compreensão da mente e da vida. Nesse processo vamos reconhecendo os elementos do cenário mental. Através da reflexão, podem ser interrogadas as energias que circulam na mente.

Reconhecendo uma manifestação de energia de vida (rajas), observa-se um forte apego à vida, na forma de busca incessante por realizar desejos neste mundo ou preocupação excessiva em conservar aquilo que foi adquirido. Tal anseio pode se tornar demasiado, trazendo enorme carga de ansiedade e inquietação. Uma vez que se tem uma compreensão dessa energia, há um crescente desinteresse por ela, bem como um "deixar ir".

O reconhecimento de uma energia rancorosa (tamas) precisa ocorrer. Ela traz um gosto amargo como se a vida fosse por demais difícil para ser vivida. Ela requisita que se sucumba ao medo e à negatividade, trazendo memórias de acontecimentos ruins e questionando a presença da Divina Misericórdia no mundo. Tal energia é muito danosa e, se estivermos desatentos, poderemos agir por sua influência e acabar tomando caminhos autodestrutivos. Uma vez reconhecida tal energia, há uma crescente perda de interesse por ela e um "deixar ir".

O desinteresse por essas duas energias mais grosseiras abre a porta para que sattva (energia divina) se faça mais presente na consciência humana. Tal energia pode ser chamada de intuição ou inspiração. Ela propicia uma ausência de conflito e de medo, trazendo um centramento que amplia a capacidade de compreensão. Assim, facilita muito a percepção da Divina Misericórdia no mundo e há um intuir sobre a Verdade de si mesmo e do mundo.

Vai ocorrendo um silenciar do movimento mental para, quiçá, num átimo, poder se revelar a Consciência Absoluta que somos, muito além de quaisquer pensamentos.

CAPÍTULO 28

86. Pressionar a palavra até as últimas forças.

Pressionar o pensamento até as últimas forças.

Pressionar a mente até as últimas forças. A Consciência Eterna que somos está além de tudo isso.

Talvez, de tão esgotada, a mente se entregue.

Talvez, de tão luminosa, a Consciência Eterna se deixe ver.

No início da busca espiritual nos valemos dos conceitos que nos são trazidos pela Sabedoria Sagrada. Eles nos permitem iniciar nossa autoinvestigação, eliminar conceitos equivocados e, sem dúvida, trazem maior clareza mental. Através dos conceitos espirituais iniciamos o processo de tornar a consciência humana mais pura e mais simples, de forma que a torne centrada o bastante para perceber a Realidade Definitiva no interior de si mesma, sem desperdiçar energias com as ilusões do mundo. Porém chega um momento em que os conceitos se mostram limitados. Percebendo que eles cumpriram seu papel, precisam ser deixados de lado. Assim como não podemos nos alimentar com uma foto de comida, não podemos realizar o Ser nos valendo de palavras, conceitos ou imagens mentais. Um Silêncio profundo e inexplicável tem de ocorrer para que a Consciência Absoluta seja realizada no interior de si mesmo. Nesse momento, os conceitos somente atrapalham, por mais elevados que sejam. A sede intelectual foi saciada, agora o que importa é saciar o espírito que anseia, exclusivamente, a verdade sobre si mesmo.

Continuar revisando conceitos alimenta o fluxo mental, o qual precisa ser extinto para que a Verdade se revele.

Continuar se iludindo que possa surgir algum pensamento ou conhecimento mental que traga luz para a mente é errar o caminho.

A Sabedoria Sagrada foi ouvida e refletimos sobre ela. Agora somos devotos do Silêncio e somente Ele nos conduzirá pelo mundo. O despontar do Ser está tão próximo, que, de fato, não há barreiras.

Inclusive o tempo é um conceito da mente ilusória. Despido de quaisquer conceitos, tenho meus olhos voltados para a Verdade.

CAPÍTULO 29

87. Nas querelas e devaneios da mente há sempre algo equivocado.

Nas querelas e devaneios da mente há sempre algo mal compreendido.

Nas querelas e devaneios da mente nem sempre a dita razão consegue ver o que há de ser visto.

Valer-se apenas da limitada consciência humana para lidar com as dificuldades da vida pode ser bastante angustiante. A mente humana, dominada pelos gunas (pensamentos), tem a sua capacidade de compreensão distorcida e nem sempre age e pensa em seu próprio benefício.

Mergulhada em rajas (energia de vida) pode se envolver demasiadamente com o mundo. Ainda que ansiando o melhor para si mesma, para suas relações interpessoais e para o mundo, pode tornar-se excessivamente apegada às coisas da vida no mundo e, querendo sempre mais, não consegue se contentar com o que a vida lhe apresenta. Dessa forma, pode se tornar agitada e se distanciar de sua própria Essência. Sentindo-se perdida não sabe que caminho tomar.

Tomada por tamas (energia de morte) é dominada pelo medo. Não consegue perceber as boas possibilidades da vida e acaba por seguir caminhos autodestrutivos. Fica presa às memórias de vivências ruins e as projeta no presente e no futuro. A distorção mental é tão grande que mesmo o maior gesto de misericórdia passa despercebido e somente permanece a lamentação. Estar preso a tamas se torna um forte hábito mental e se desvincular dele nem sempre é tarefa simples. Assim, os desencontros humanos são tão frequentes.

Assim, sintonizar-se com os outros se torna difícil e raro.

Somente ao derramar Sua Misericórdia, a Consciência Eterna doma os caminhos. Somente ao derramar Sua Misericórdia, os encontros humanos, em real sintonia, tornam-se possíveis.

Somente ao derramar Sua Misericórdia, pode-se ver brotar a flor do mais árido deserto.

Com o início da busca espiritual, a mente humana se torna menos reativa e já não se identifica tão facilmente com as energias grosseiras que a percorrem, sejam com características de rajas, sejam com características de tamas. Assim, começa a tornar-se mais silenciosa e mais sensível aos influxos da Consciência Eterna. A energia sattvica (divina) se torna mais frequente no interior da consciência humana. Tal energia confere um senso maior de confiança, não mais se apoiar no próprio ego ou nas coisas do mundo, mas na Consciência Absoluta que está por trás de tudo, conduzindo todas as coisas. A compreensão interior vai trazendo quietude e nos aproxima do Ser. Quando o vento dos gunas (pensamentos) não nos levar mais a parte alguma, será cristalina a Verdade sobre nós mesmos.

CAPÍTULO 30

88. Uma vez que são percebidas as limitações e incoerências da mente humana, ocorre o início do chamado caminho espiritual. Nesse início as energias propriamente mentais, rajas (energia de vida) e tamas (energia de morte), podem ficar relegadas ao segundo plano do fluxo mental, reduzindo querelas, ansiedades e inquietações. Assim, cria-se uma ambientação mental propícia para re-

ceber os raios de sattva (energia divina), que tornam a mente humana inspirada, manifestando maior clareza, maior capacidade artística, afluxo de compreensão, ideias sobrelevadas e êxtases emocionais. Tal aporte de energia divina mantém a mente momentaneamente afastada das energias mais grosseiras ou do que se chama mundaneidade. Por isso é sobremodo importante, uma vez que serve como alento para a consciência humana se estabelecer no caminho espiritual, desanuviando a mente de outras coisas que não sejam a espiritualidade.

Contudo a própria inspiração sattvica, influxo da Verve Divina, se mostra limitada ao longo do tempo, no sentido de que não promove a virada identitária, a qual significa a transcendência da mente e do ego e o estabelecimento definitivo em nossa real natureza, ou seja, na Consciência Absoluta.

Quem se contenta com êxtases e inspirações divinas se estaca nesse "céu na Terra" e não chega à finalidade última. Dessa forma, parece natural que o aspirante espiritual terá que sair do êxtase e novamente vivenciar a miséria humana. Novamente limitado aos impulsos de vida (rajas) com todos os seus desejos incessantes e ansiedades, e aos impulsos de morte (tamas) e toda sua depressão e falta de vivacidade. Com os pés novamente na terra, o aspirante necessita compreender totalmente a estrutura da mente humana, mas não uma compreensão intelectual, mas sim vivencial em que a limitação é plenamente sentida sem ilusões (sem miragens a desviar a vista). Assim, o anseio e a necessidade da Verdade crescem substancialmente, mas há de se cuidar para não cair em desespero. Aceitar o deserto mental é mais difícil para quem já saboreou os eflúvios da inspiração divina (sattva), assim como é mais difícil ser pobre para quem já foi rico. Contudo o deserto mental está mais próximo de promover a virada identitária e a transcendência da mente. Por mais refinada e gloriosa que seja sattva, continua sendo um estado mental, e a Verdade está além dos gunas (pensamentos).

Então, antes de vivenciar moksha (despertar), é preciso vivenciar o deserto do nada em que as energias mentais (gunas) se silenciam, abrindo caminho para a Realidade ser percebida em si mesmo e por si mesmo. Assim, num átimo, a virada identitária pode ocorrer. Enquanto isso, não hei de desesperar, mas hei de ser grato, pois é impossível descrever o quanto a Misericórdia Divina tem feito por mim.

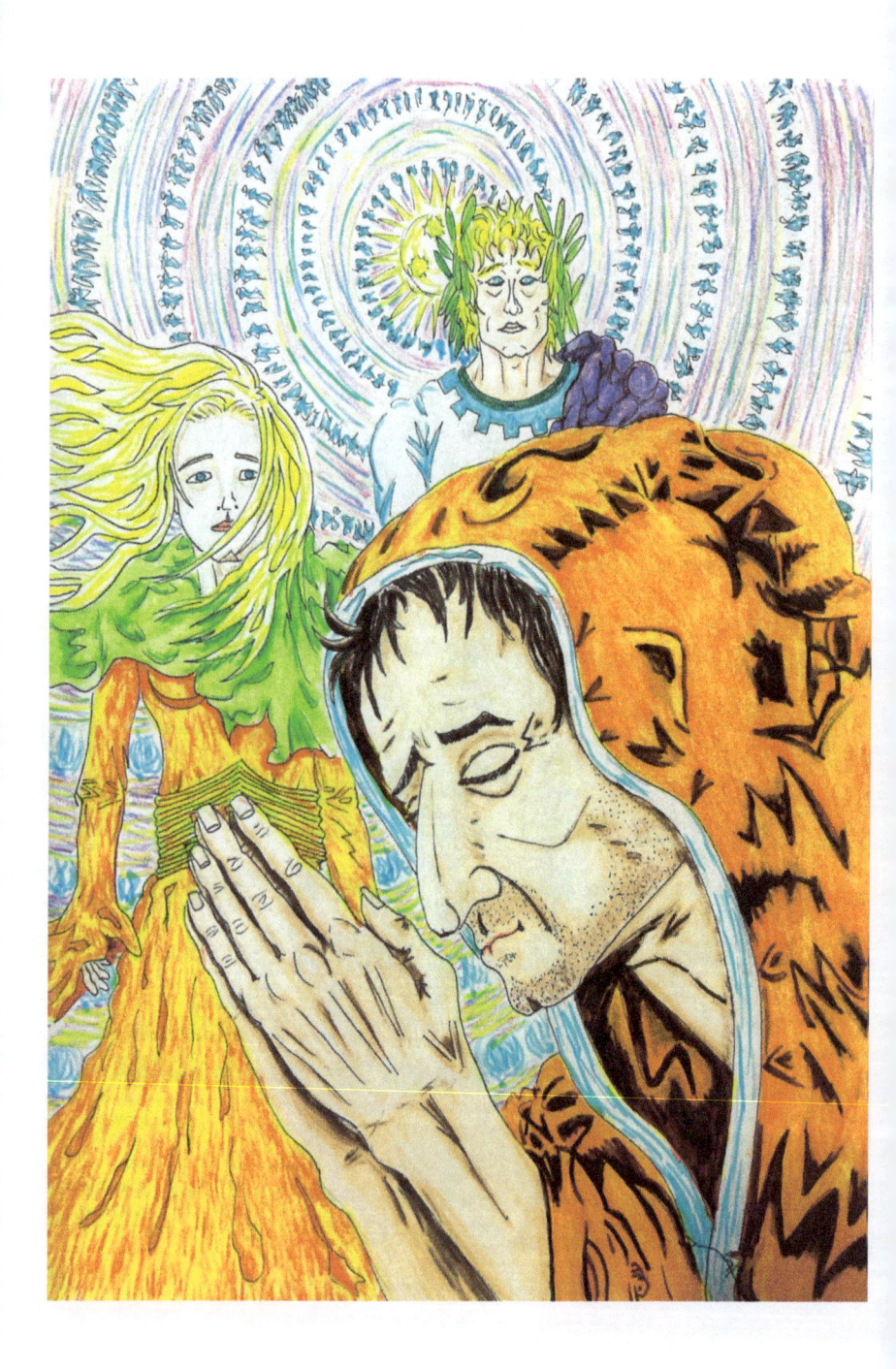

CAPÍTULO 31

89. Querer um corpo perfeito, querer uma alma perfeita, querer relacionamentos humanos perfeitos, querer ser especial. Essas sentenças resumem rajas (energia de vida). Movida por essa energia, a humanidade construiu e conserva o mundo como conhecemos. As realizações do ser humano brilham em nosso horizonte, mas também grita a dor. O engenho humano consegue aprender coisas diversas e desenvolve múltiplas estratégias para lidar com o mundo. Muitas vezes, um sucesso relevante é atingido e as condições da vida humana podem melhorar.

Mas rajas não consegue se aquietar, é como se jorrasse incessantemente um impulso por conseguir melhoras, seja em si mesmo, nos outros ou no mundo. Cronicamente, consideramo-nos insuficientes e esse sentimento de insuficiência psicológica gera um moto--contínuo, uma busca sem fim. Muitas vezes, mesmo dormindo, essa pulsão conduz o sonho. Além disso, rajas gera enorme receio de perder aquilo que foi conquistado. Dessa forma, preocupações sem fim se tornam a tônica da mente. Ela já não consegue repousar no Ser. Perde sua verdadeira identidade e, tingida por rajas, não consegue enxergar a vida com clareza.

Já tamas (energia de morte) é um rompimento com a vida. Fomos feridos ou traumatizados e vamos para um espaço isolado em que qualquer contato com a vida parecer exigir um sacrifício enorme. Não temos a mínima disposição para cultivar coisa alguma. Torna-se penoso viver e se desconfia da vida, como se ela não fosse nada além de uma sucessão de acasos. Geralmente, tamas emerge quando o movimento da vida segue um rumo muito diferente daquele almejado ou tido por razoável pela mente humana. É criado um atrito entre a totalidade da vida e a pequena vontade da consciência humana. Assim, a mente fica na defensiva e acumula angústia. Tem ganas de fazer algo para se libertar dessa energia grosseira, mas é melhor se calar nessas situações. Isolados e perdidos em nós mesmos, quando dominados por tamas, não temos boa compreensão e não conseguimos intuir a Ordem Divina por trás da desordem aparente. Torna-se impossível nos sintonizarmos com a Consciência Eterna, nossa Verdade mais profunda.

Habituados a essas energias grosseiras que construíram, parte por parte, o sofrimento humano, nós não conseguiremos facilmente nos libertar do domínio dos gunas (pensamentos) para realizarmos a Consciência Una em nós mesmos como nossa verdadeira identidade. Teremos um caminho de descondicionamento para ser percorrido. Nesse caminho, por vezes, conseguiremos manter a mente sattvica sem nos identificarmos com impulsos grosseiros, sejam de rajas, sejam de tamas. Em outros momentos, tropeçaremos e voltaremos a nos identificar totalmente com a pequena consciência humana e suas insanidades. Não devemos sentir culpa por isso, já que a culpa é só mais um movimento da mente ilusória que nos atrasa no caminho.

Por fim, num Dia Dourado, a identificação com o fluxo mental será cindida por completo. Não haverá mais esforços para tentar compreender, tampouco haverá meditação. Estabelecidos no Ser, luziremos livremente.

CAPÍTULO 32

90. Não buscar o que dizer. Não buscar o que mudar. Não buscar o que melhorar. Cair no Ser.
    Ficar no Ser. Alimentar-se do Ser.
    Sem outras necessidades que não o Ser. Sem outros conhecimentos que não o Ser.

O que flui do Ser é a seiva da alma que me restabelece, me ergue e me prontifica. Não há outra necessidade.

Não há outro conhecimento.

Não há outra cor para agradar aos olhos. Nem outro som para agradar aos ouvidos.

Já que tudo que não é o Ser nunca abre, de fato, para a visão da Verdade.

Já que tudo que não é o Ser nunca tira, de fato, o fardo de sofrimento que a ausência da Verdade traz.

Ficar no Ser. Beber do Ser. Confiar no Ser.

Abrir a pequena consciência humana para a imensidão da Consciência Absoluta.

Nela me refugio.

Como nunca, meu coração Nela habita. Silenciosa e informe, mas tão frutífera de Compaixão.

Silenciosa e informe, mas tão frutífera de Luz.

Antes do ego, Antes do mundo, Essa Consciência já reluzia.

Preciso ser o que sempre fui.

Preciso realizar a Consciência Sagrada em meu interior. Preciso ser a Consciência Sagrada, minha real natureza, tal como era antes do desabrochar da mente ilusória, antes de me confundir com um corpo, antes de construir uma falsa noção de eu (ego). Somos a Luz da Consciência Eterna e nenhuma das ilusões nos fez mácula.

CAPÍTULO 33

91. Há uma imaturidade crônica na mente humana. E deve ser perdoada, porque não sabe o que faz. Começam no inconsciente e, aos poucos, vão emergindo na mente consciente sinais de angústias. Esses sinais, de início, rompem a chamada conexão espiritual, ou seja, uma intuição profunda de que tudo é a Consciência Única e tudo está sob seu regimento infinitamente inteligente. Se tal rompimento ocorrer, em seguida começa uma inundação mental por pensamentos estúpidos (tamas), que podem assumir o matiz da raiva, do ressentimento, da melancolia e assim por diante. Se tal inundação ocorrer, o que acontece em seguida é o que pode ser chamado de ação ignóbil. Essa ação pode reduzir os níveis de tensão na mente, mas a tensão foi criada pelo próprio sistema mental humano que é habituado a se retroalimentar. Além disso, esse alívio de tensão é ilusório e inconsequente, pois gera mais problemas e, futuramente, o dobro de tensão. A ação, sendo ignóbil, pode gerar traumas e feridas

tão mais graves quanto maior for a inundação por tamas (energia de morte).

A maturidade espiritual seria, portanto, observar a absoluta falta de sentido desse sistema mental humano que se retroalimenta. Talvez tal percepção gere uma quietude lúcida e observadora. Essa quietude dissolve a ação ignóbil. Essa quietude dissolve o pensamento ignóbil. Perseverando nessa quietude, podemos encontrar a Fonte de nossa consciência humana limitada. Assim, estanques, nosso filete de consciência começa a ser direcionado para o imenso mar da Consciência Absoluta. Desse modo, a intuição profunda de que tudo é a Consciência Única e de que tudo está sob seu regimento infinitamente inteligente é retomada de alguma maneira.

Sem esforço mental, aguardamos que Aquilo que é Eterno deságue em nosso interior.

Sem alimentar o sistema de gunas (energias mentais), a consciência humana está absolutamente imóvel e entregue.

Sem delírios de que a ação humana pode resolver a questão da Verdade.

Sem delírios de que o pensamento humano pode resolver a questão da Verdade. Tal fazendeiro plantou suas sementes da melhor maneira que lhe foi possível. Agora

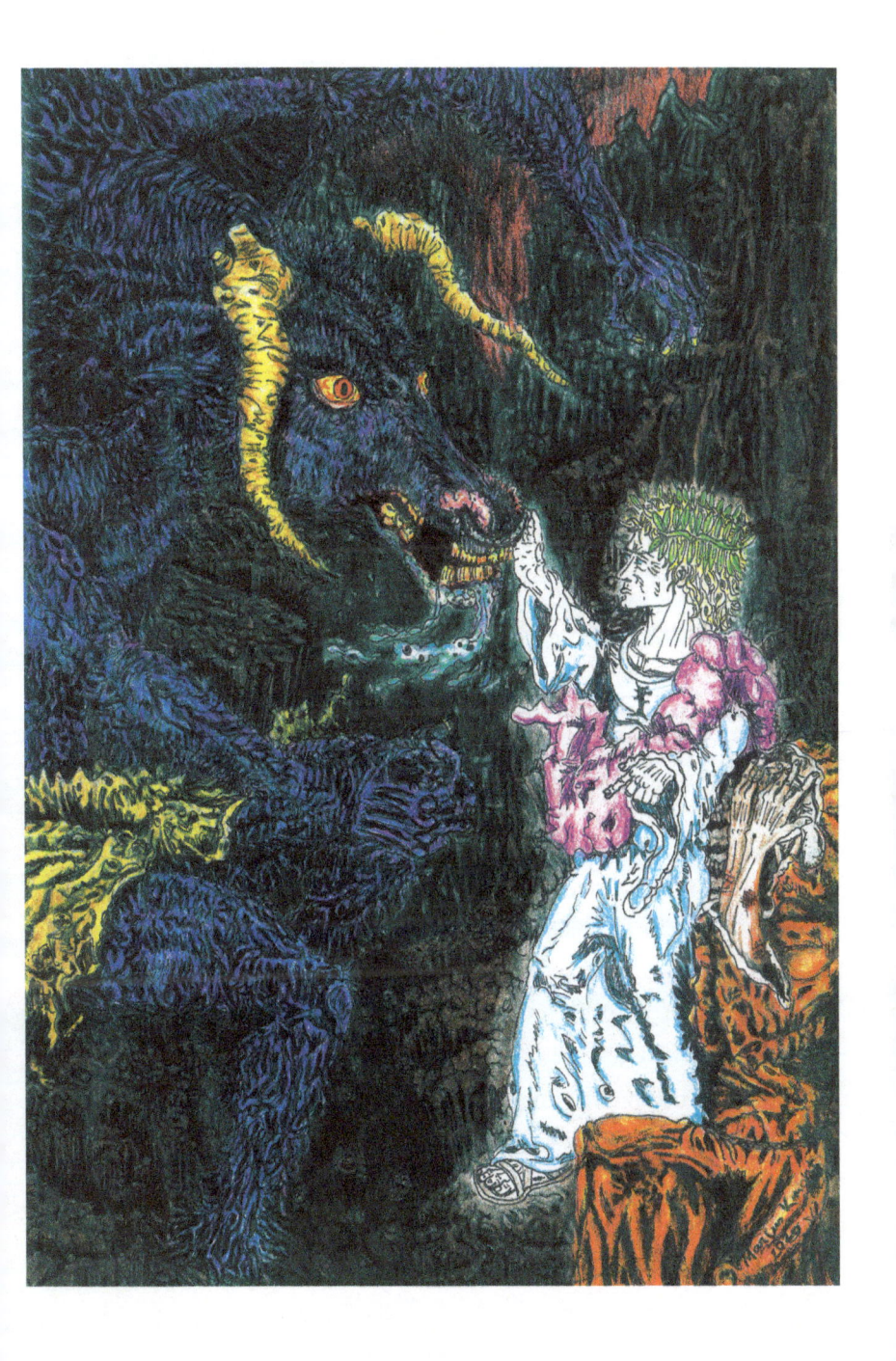

espera o desabrochar do Inominável no mais profundo de si mesmo. Prontificou-se, num gesto de fé, a ouvir o Infinito.

CAPÍTULO 34

92. Duas tendências se apresentam comumente à consciência humana. A tendência de rajas (energia de vida) vislumbra uma perfeição na vida humana e busca encontrar segurança no mundo. Como se pudesse, através do esforço mental, resolver todas as questões e tornar tudo equilibrado. Essa energia faz se deslumbrar com o mundo, e buscar objetivos mundanos se torna demasiado importante. A partir disso, a mente humana fica energizada e busca uma espécie de perfeição em todas as áreas da vida: do conhecimento, do trabalho, das relações humanas, da estética, da religiosidade e assim por diante. Igualmente, busca encontrar condições no mundo que lhe deem segurança física e psicológica. Contudo a segurança no mundo instável sempre se revela impossível e a busca por perfeição é sempre causa de grande frustração. Esperar por resultados dos esforços que empreendemos no mundo é uma forte característica de rajas, que pode nos deixar demasiadamente envol-

vidos com o mundo e, assim, inquietos e ansiosos. Por outro lado, se agimos de maneira simples e despretensiosa, nossas ações se tornam mais equilibradas (sattvicas) e, com a mente mais sutil, conseguimos captar os influxos divinos no fundo de nossa consciência e, desse modo, tomar melhores caminhos.

Além disso, rajas é uma energia mental que causa um movimento excessivo, nos deixando agitados e levando a esforços descomunais. Gera um imenso apego às coisas do mundo e um consequente esquecimento da Verdade. Então, a mente emenda um pensamento no outro e nunca descansa, tentando resolver problemas mundanos, problemas psicológicos, problemas das pessoas afetivamente próximas e também problemas ditos espirituais. O fluxo se torna tão intenso que, mesmo quando dormimos e sonhamos, continuamos no afã de resolver os problemas criados pela própria mente. Assim, a consciência humana fica perdida em suas questões psicológicas e não percebe a vida com clareza, sempre projetando a balbúrdia mental no mundo e nas suas relações interpessoais. Torna-se enormemente difícil se conectar com os outros e até mesmo com a vida.

Quando rajas é demasiado, pode desencadear um senso de competitividade. Na sanha por objetivos mundanos, a mente humana olvida a Unidade da vida e começa a enxergar os outros como inimigos. Assim, embora a mente seja reflexo da Consciência Divina, ela pode realizar coisas tão asquerosas como guerras e genocídios.

A outra tendência habitual da mente humana é tamas (energia de morte). Totalmente ciente das limitações da vida no mundo (tendendo, inclusive, a exagerá-las), essa energia anula os impulsos de buscar uma pretensa perfeição. Pelo contrário, leva a uma indolência e à desesperança. Assim, leva a uma espécie de fuga da realidade através de atitudes e pensamentos sem sentido, que podem gerar danos e, consequentemente, mais desesperança num círculo vicioso. É quando se apela para vícios e ações estúpidas. Nessa postura não se tenta construir nada, mas, pelo contrário, destruir aquilo que foi construído. Tendo vivenciado algum sofrimento intenso ou forte frustração, a mente humana pode ficar presa nessas experiências do passado. Então, se enche de tamas e projeta o passado sombrio nas vivências do presente, limitando a si mesma cada vez mais. O temor é a tônica de tamas e, assim, não é possível se relacionar com a vida de forma sã. Essa energia nos coloca numa postura defensiva e rompe nossa conexão com a vida ao interpretá-la erroneamente como uma fonte inesgotável de sofrimento. A angústia toma conta e, para nos distrairmos dela, tomamos os caminhos mais espúrios, uma vez que, nesse estado, nada de produtivo pode ocorrer. O aquietamento nesses momentos e o distanciamento dessa energia são indícios de algum despertar espiritual. Nem sempre é possível desvincular-se por completo dessa energia, principalmente quando dificuldades intensas sobrevêm, mas o fato de essa energia ir perdendo a capacidade de nos dominar e ir se tornando menos frequente é muito auspicioso. Uma mente poluída pelo excesso de tamas não consegue acreditar na boa nova que a sabedoria espiritual nos apresenta, pelo contrário, tudo lhe parecerá caótico e a vida será encarada como uma reles sucessão de acasos.

Ambas as tendências habituais mencionadas (rajas e tamas) podem ser muito prejudiciais quando excessivas. A mente humana pode desenvolver a capacidade de reconhecê-las e, na medida do possível, se manter distanciada delas. Assim, a mente humana se torna mais sattvica (equilibrada), conseguindo testemunhar as tendências mais grosseiras sem se deixar dominar.

Os impulsos de rajas (energia de vida) são essenciais para conservação da vida, porém, quando excessivos, geram enorme inquietação, angústia e senso de competitividade. Assim, agitada, a mente jamais realizará a verdade em si mesma.

Os impulsos de tamas (energia de morte) surgem após a mente tomar direções equivocadas e sofrer por isso. Essa angústia que tamas traz pode significar uma correção de rota. Pode estar ligada à quebra do orgulho, que permite vislumbrar caminhos diferentes para a vida. Muitas vezes, o próprio despertar para a espiritualidade ocorre após um período tamásico de profundo sofrimento. Então, estando enfraquecido, o ego consegue reconhecer que o caminho que vinha seguindo era ruim e que ele não possuía sabedoria. Assim, abre-se para novos conhecimentos e a Misericórdia Divina começa a trazer ensinamentos espirituais das formas mais imprevistas. Humilhado e afundado em tamas, o ego passa a ouvir. Chega um momento em que começa até mesmo a questionar sua verdadeira identidade, é quando começa o autêntico caminho espiritual. O anseio por realizar o Ser então relega os demais desejos ao segundo plano. A vida ganha um novo sentido. Tudo isso, na maioria das vezes, é precedido por um mergulho no abismo de tamas, mas, se ficarmos lá por muito tempo, podemos ter um destino trágico. Somente a Graça nos resgata e nos faz ver a vida sob uma nova perspectiva.

Sem se prender às coisas do mundo, a mente humana está livre para realizar sua Verdade mais profunda. Por isso, não pode ser dominada por energias grosseiras. Precisa se fazer mais quieta e mais silenciosa, até que, sem esforço algum, tudo seja revelado em seu interior.

CAPÍTULO 35

93. A ordem imaginada pela consciência humana não é a Ordem da Consciência Eterna.

A desordem percebida pela consciência humana não é desordem de fato.

Os sofrimentos e dificuldades vivenciados pela consciência humana são erroneamente interpretados como desordem. Contudo a Consciência Única permite que esses momentos difíceis ocorram para purificar a pequena consciência humana de suas distorções e equívocos, fazendo-a abdicar de caminhos duvidosos, para se estabelecer naquele que leva ao despertar espiritual.

Enredada em uma miríade de conceitos equivocados, a consciência humana vai seguindo sua vida até que o sofrimento comece a se apresentar. Assim, a mente, antes tão convicta de seus conceitos, começa a questioná-los.

Não haverá ordem nos movimentos mentais e é quimera buscar ordem no mundo. Exausta de buscar, através de esforços mentais descomunais, estabelecer ordem em si mesma e no mundo, a mente humana reconhece sua limitação. Percebe, assim, que a Ordem e a Paz almejadas precisam ser encontradas além da mente e além do mundo.

A mente precisa ser transcendida. Precisamos encontrar nossa verdadeira identidade, que é anterior à mente.

Para isso não pode haver movimento nem som.

Para isso não pode haver palavra nem elaboração mental.

Neste momento, qualquer esforço mental obscurece a Verdade.

É a percepção profunda da inutilidade do movimento mental que pode levar ao seu cessar.

Assim, pode ser criada uma abertura ou um abismo.

Filosofia nenhuma chega nisso.

Não será útil nenhum escrito religioso aqui.

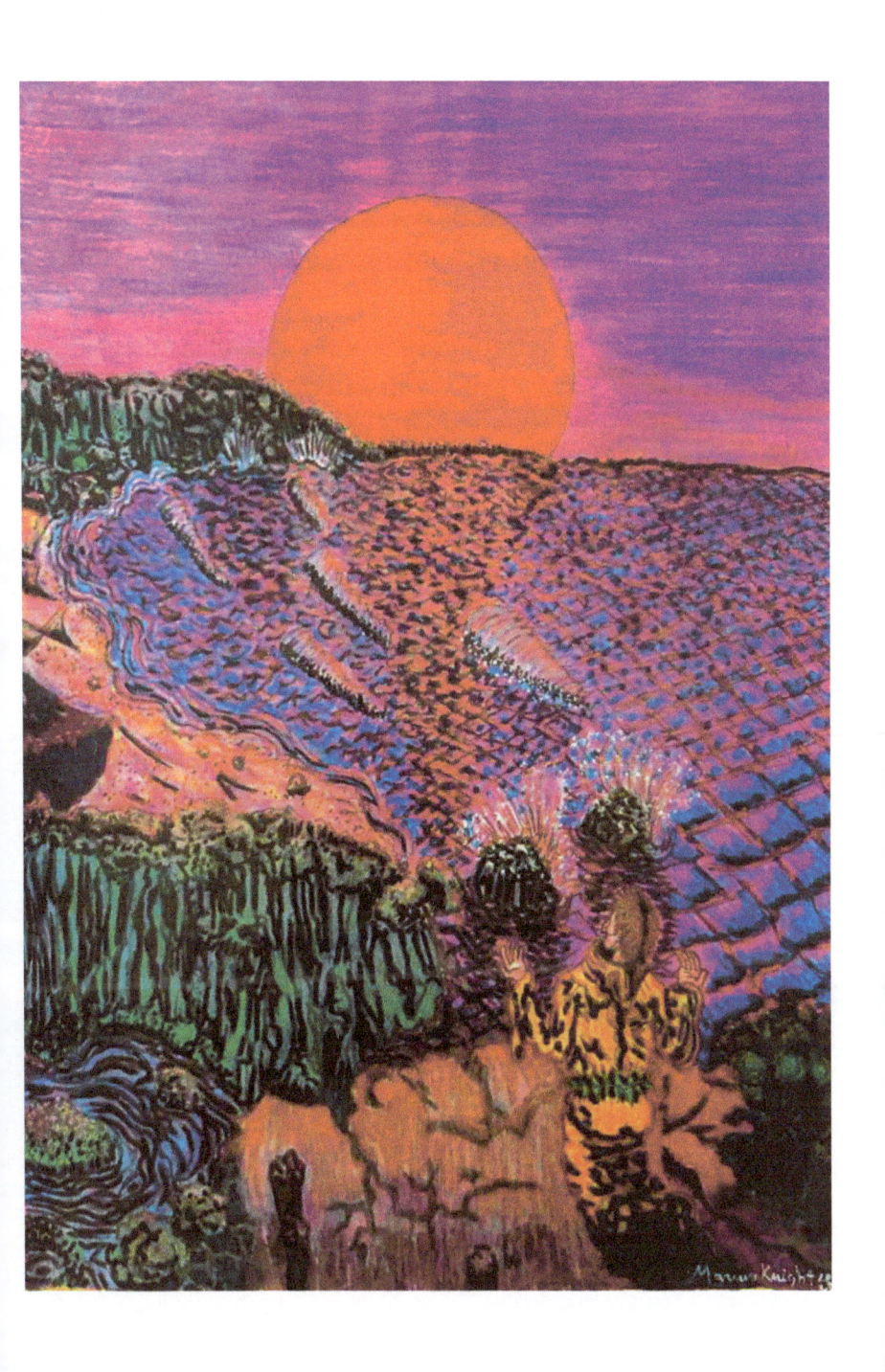

É o estancar de um caminho desgastante. O cessar do ruído mental.

É findar o atrito entre mente e corpo.

E soltar todos os conceitos.

Sem onde se apoiar, a mente é uma quimera.

Depois de tanto se esforçar, parar. Entregar-se para a Luz no fundo de si mesma.

Dissolver-se na Realidade Primordial. Realizar o Ser.

CAPÍTULO 36

94. Os mestres espirituais são dadivosos ao compartirem aquilo que descobriram, contudo cabe à consciência humana encontrar a Maestria da Consciência Absoluta em si mesma.

    Teu Eflúvio é o meu dom.

    Tua Divindade é o meu alento.

    Tua Misericórdia me impulsiona.

    E Terás Que Me Dizer, já que Tua Sabedoria traspassa quaisquer sabedorias humanas.

    Torna-me ausente de mim, no que se relaciona à mente ou ao ego.

    Para ser o que se é.

CAPÍTULO 37

95. Existe a possibilidade de transcender a mente comum.
> Isso é a única coisa que realmente importa.
> Todas as coisas que se revelarem em seu caminho merecem esmero, mas essa Verdade é a finalidade última de tudo.
> Todas as coisas confluem para Ela. Todos os acontecimentos conduzem até Ela.
> Uma Expansão.
> Após um silêncio e uma quietude,
> Uma Expansão.
> Para desembocar em maior criatividade. Para desembocar em maior inteligência. Após uma escuridão efêmera, acender Toda Luz.
> A compreensão é ampliada para um campo sem limites.
> O vento da dúvida se esvai.
> Uma possibilidade de transcendência.
> Por quantas ruas tiveste que vagar até saber dessa possibilidade?
> Quiseste lembrá-la em todos os momentos para ti mesmo?
> Mas não se trata de algo que possas conceber.
> Por isso, é precedida por uma escuridão. Por um silêncio sem esforço, onde o pensamento não faz morada. Onde a luz do pensamento é ínfima e contraproducente.

Em humildação, a mente humana dobra os joelhos e depois se retira.

Todo movimento da mente humana deságua nessa Verdade. Não haveria um atalho? Uma antecipação?

Não seria uma questão de merecer?

Mas o vento da dúvida não derruba esse muro.

Na ausência de vento,
Sem movimentos quaisquer,
Sem tampouco uma vibração,
Seu Estampido inaudível se faz ouvir.
Seu Toque sem tato abre o céu.
Sua Luz melíflua não é visível.
Sua Inteligência não pode ser aprendida.
Sua Consciência não pode ser apreendida. As mãos paradas, esquecidas de se moverem.

O Imanifesto se tornar conhecido por si mesmo e em si mesmo não é um conhecimento mental.

É tão essencial que merece não ser dito. Melhor silenciar.

CAPÍTULO 38

96. A energia que permite nos mantermos no mundo é a energia de vida (rajas). Por meio de sua manifestação na mente, obtemos

ânimo para nos sustentarmos e para conseguirmos objetivos na vida humana. Por meio dessa energia, tentamos colorir a vida com cores belas e tentamos extinguir coisas que consideramos prejudiciais. Assim, conservamos nossa existência.

Por outro lado, há uma energia que brota da exaustão. Sendo energia de morte (tamas), tende a parar o movimento vital. Tende a fugir das dificuldades. Tende a ficar na inércia. Essa energia (tamas) é responsável pelos maiores horrores que a humanidade já praticou. Ela surge quando a mente sente que nada é possível e que as coisas são por demais desgastantes.

Não pense que tamas surge somente quando ocorre uma tragédia em tua vida. Ela pode vir de dificuldades comezinhas e, também, da fadiga do cotidiano. Essencialmente destrutiva, ela não consegue produzir bons resultados. Vê-la se dissipar é muito alentador.

Contudo esse impulso (tamas) revela algo sobre nós: a mente humana jamais se contentará, de fato, com o simulacro de realidade. Há um anseio impreterível, no mais fundo da mente humana, para conhecer Aquilo que poderia ser chamado de Realidade Última. Nela a mente se volta para sua Essência. Volta-se para Aquilo que realmente é. E, assim, faz cessar o movimento hipnótico dos pensamentos. A corrente voraz dos pensamentos e emoções nos faz pensar que somos isso. Ficamos presos nos reflexos e esquecemos a luz que somos.

Então, até realizar em si mesma e por si mesma sua Essência Atemporal, a mente humana não conseguirá se aquietar. A energia de tamas traz a lembrança desse descontentamento profundo e inerente, contudo, se o seu real sentido não for compreendido, pode haver consequências trágicas.

Enquanto a mente não se alojar na Realidade Primordial, tamas (energia de morte) irá frequentemente despontar.

Sabemos lidar com isso?

Sabe tu que é o mistério mais profundo e difícil de lidar.

Não há uma maneira dizível de lidar com isso. É o caminho a ser percorrido e não há previsibilidade.

Tu sondaste a Verdade, e o anseio por encontrá-la habita no recanto mais profundo de ti. Os movimentos de buscar essa Pérola usando a mente são risíveis e patéticos.

É no silêncio e na quietude que a Verdade pode ser percebida.

Num átimo, quiçá, a mente humana cansada sucumba e a nossa verdadeira identidade se revele.

A Consciência Eterna nunca esteve ausente, foi apenas um véu ilusório que nos confundiu.

CAPÍTULO 39

97. Não há nada de substancial no pensamento.
Acreditar que a inteligência reside no pensamento é a maior mazela humana.
Por funcionar no nível dos pensamentos, a consciência humana não tem real clareza. O pensamento é véu, não esclarecimento. Querer ver ou entender através do pensamento é como se esconder atrás de uma nuvem para ver o sol.
É numa brecha, num vazio fundamental, já que tem imenso poder, que algo pode acontecer.
Um vácuo no hábito forçoso dos pensamentos encadeados.
Um alívio clarificador.
Uma brisa suave que traz a frescura do Eterno Novo.
A razão humana deixada para trás. Olvidadas as parcas luzes do pensamento. A

Consciência mais profunda, nossa verdadeira identidade, então se abre de maneira tão soberana que jamais poderá ser abandonada. Por tanto tempo nos vimos arrastados pela voracidade do fluxo mental. Gerador de euforias momentâneas, mas de imenso sofrimento psicológico também. Iludidos, buscamos a paz por meio de melhorar as condições no mundo e tentando controlar a mente. O mundo, instável por natureza, jamais poderá ser fonte de sossego. Usar pensamentos para controlar pensamentos gera somente atrito e mais agitação mental. Somente dissolvendo a estrutura mental condicionada encontraremos a paz infindável da Consciência Absoluta, nossa verdadeira natureza.

Estabelecidos no Ser, sentiremos a bem-aventurança que nos é inerente e não oscila de acordo com os acontecimentos do mundo. A Consciência Absoluta é silenciosa e pacífica e usa o pensamento somente quando é necessário realizar algo. Em momentos de quietude, o pensamento fica inteiramente de lado e desfrutamos da Paz em nós mesmos. A clareza se torna presente em todos os momentos e, sem o falso conceito de separatividade, a Unidade da Vida é percebida de maneira cristalina. Podemos, desse modo, conectar-nos com os outros de maneira sincera e bastante compassiva.

O Ser é a minha verdade mais profunda e realizá-lo é a maior dádiva do nascimento humano.

É o que sempre fui e não há nada fora de lugar.

CAPÍTULO 40

98. O mundo é constituído pelas energias de vida (rajas) e de morte (tamas).

A energia do homem que almeja e tenta realizar seus objetivos é rajas, contudo é limitada. O encanto da flor que desabrocha, o pardal-dourado pousando e o sorriso da mulher amada são rajas, contudo há uma limitação nisso e uma grande possibilidade de se iludir.

Os dentes rangentes do enfermo e a dor pungente de sua família ao redor são tamas no mundo. A mente humana pode sucumbir a essa energia de morte diversas vezes num único dia, porém nem sempre sucumbe de forma justificável. Muitas vezes, isso ocorre por falta de clareza, e a própria mente cria múltiplos inimigos imaginários.

Assim, a roda de samsara está armada e o resplendor de rajas alterna com a obscuridade de tamas. A mente humana é a arena onde esse drama se desenrola. Estar preso a essa alternância é uma forma de escravidão, contudo é prejudicial aspirar uma libertação imediata e se encher de ansiedade.

Ter notícia da possibilidade de transcendência é o passo inicial. Assim, a mente começa a reconhecer as energias grosseiras (sejam rajas, sejam tamas) e perceber os danos que o excesso dessas energias pode causar. Percebe, desse modo, que não pode se identificar completamente com esses gunas (energias mentais). Sabe que, deixando-se levar pelo fluxo de rajas, pode ficar deslumbrada pelo mundo e querer realizar todas a metas mundanas, querer prazeres infindáveis, buscar uma perfeição na vida humana impossível de se atingir. E, assim, ficar inquieta e angustiada. No outro polo, se deixar tamas fazer morada, tudo se torna amargo e sem sentido e o temor toma conta. Cada coisa a se fazer parece um sacrifício tremendo e podemos agir de modo aberrante. A razão fica entorpecida e os olhos turvos pela negatividade de tamas (energia de morte).

Mais esclarecida, a consciência humana começa a criar um distanciamento em relação a essas energias grosseiras. Começa, inclusive, a questionar a própria identidade, já que muitas vezes foi construída com base nesses gunas (tendências mentais) tão frequentes. Assim, abre-se a possibilidade de a mente se tornar mais sattvica (inspirada). As luzes da Consciência Eterna começam a tocar as ações e pensamentos da pequena consciência humana de modo mais frequente, antes isso ocorria muito raramente e, por vezes, de modo inconsciente. Agora, a consciência humana já percebe a ternura e brilho de sattva em si mesma. Sentindo-se grata, sente maior confiança e a convicção da possibilidade de transcender a consciência ordinária e realizar o Ser cresce consideravelmente.

Tocados por sattva, começamos a reduzir nossos conflitos, tanto na arena da mente quanto na arena do mundo. Tornamo-nos mais silenciosos e mais capazes de direcionar nossa energia de modo criativo. Não desperdiçamos energia de forma rajásica, querendo agir demais e se envolvendo com o mundo de forma excessiva e apegada. Entregamos o resultado de nossas ações para Deus e assim ficamos mais pacíficos. Agimos quando temos que agir, mas não estamos viciados em atividades sem fim.

Não desperdiçamos, também, nossa vivacidade com o inferno de tamas. Tamas traz lembranças sem fim de sofrimentos passados e não consegue ver o presente com bons olhos. Fica alimentando conflitos passados, ressentimentos e lamentações. A mente sattvica é observadora e se recusa a beber desse veneno.

Porém não é o bastante se tornar mais atenta e mais inspirada. Para transcender o sofrimento psicológico, é preciso realizar a Verdade em si mesmo e encontrar nossa verdadeira identidade. Estabelecidos na Consciência Absoluta, não seremos mais arrastados pelo sofrimento mental. Então a mente deixa de ser um pêndulo entre rajas e tamas. Surge uma possibilidade de clareza que pensamento algum pode induzir.

Anterior a quaisquer pensamentos, está a Consciência Eterna. Embora Ela seja nossa verdadeira natureza, fomos transviados ao nos identificarmos com a mente e com o corpo. Fragmentados, saltamos de um pensamento para o outro e tudo o que vemos é divisão, inaugurando o conflito entre o eu e o mundo.

A percepção da limitação de todo o sistema humano, incluindo a própria mente humana, é o início da sabedoria. Se tal percepção permanecer na mente, sem se deixar iludir, pode

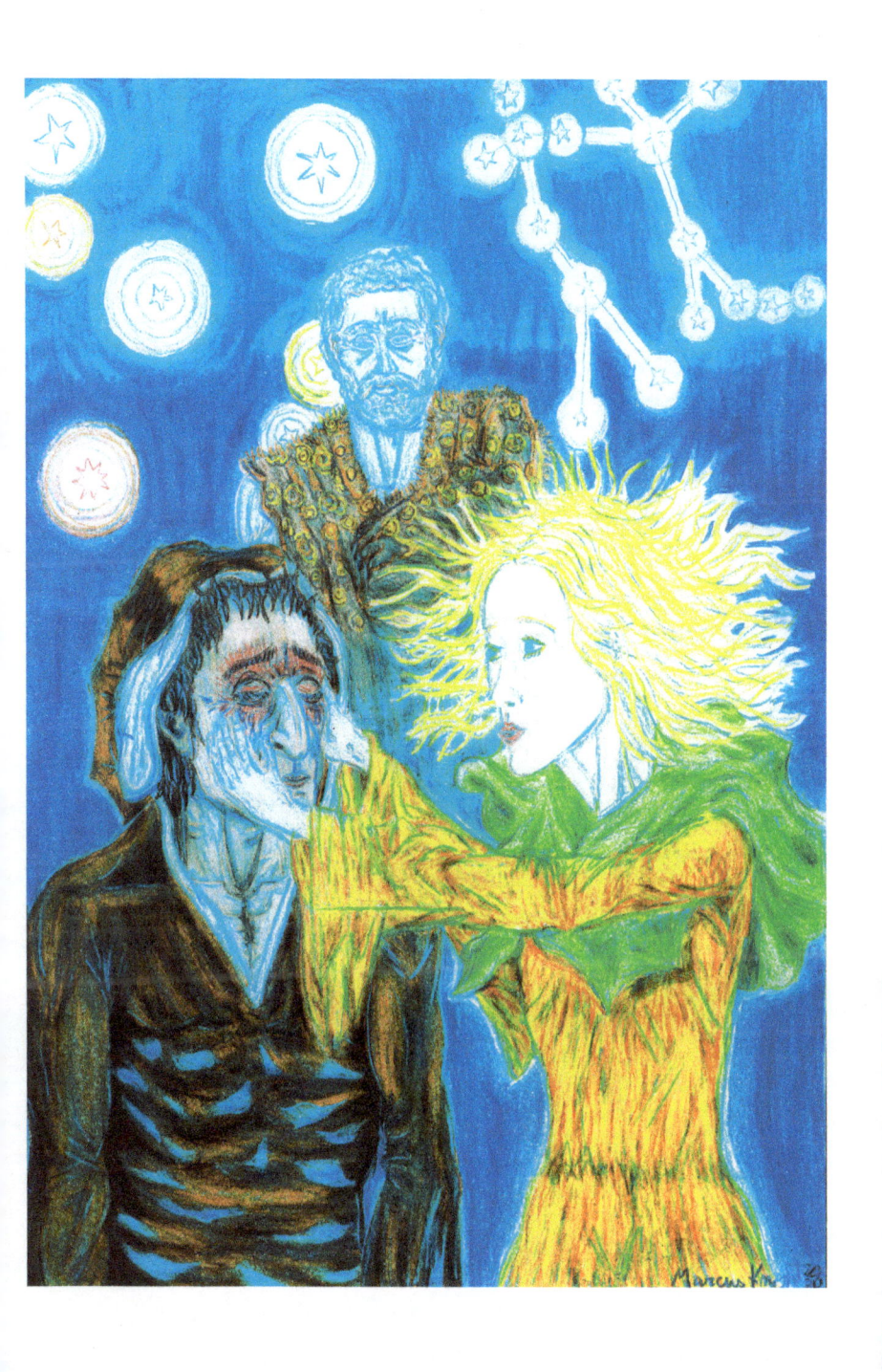

desencadear a percepção da Realidade Última, uma vez que os olhos se esgueiram de "realidades relativas" e, sem nenhum embaçamento, anseiam apenas por Deus.

Depois de um período de descondicionamento mental e, agora, mais silentes, esperamos apenas pela revelação da Verdade sobre nós mesmos.

CAPÍTULO 41

99. E uma vez mais a energia de morte (tamas) irá te abraçar e, conspurcado, irás afirmar que não há como se soltar disso. Teu pensamento se embrenhará em estupidez e a vida te parecerá total escuridão em ausência de sentido.

    Qual foi o gatilho para essa energia dominar tua mente?

    A visão de um grande sofrimento?

    Real ou imaginário?

    A partir dessa energia de tamas irás agir? Irás contactar outras pessoas estando dominado por ela?

    Ou consegues te aquietar e ver a brevidade e insignificância dessa energia de morte?

    Consegues ver que pensamentos distorcidos podem reinar em ti?

    Qual a tua postura?

Consegues afirmar que foi o caos que te trouxe até aqui?

Ou consegues escutar a sutil melodia da Divina Misericórdia por trás da escuridão aparente?

São os raios da Divina Misericórdia que incidem e transformam o caos.

São os raios da Divina Consciência que incidem e aniquilam tamas da mente.

Quão grandioso é Aquilo que consegue silenciar tamas na mente e no mundo!

Há de ser chamado de Consciência Absoluta, embora seja Inominável.

Num Eflúvio Seu, a mente se limpa de tamas e pode abrigar sattva (energia do equilíbrio). Com essa nova energia é visto caminho onde antes não se via nada. Uma rara clareza aflora.

É por esforço que trazemos essa energia (sattva) para dentro de nós?

Ou é dádiva de nossa verdadeira natureza? A mente humana pode se cansar de tomar o caminho errado.

A mente humana pode se cansar de ser a controladora.

Desimbuída do barulho de seus próprios movimentos, pode a mente humana, finalmente, ouvir. Para além de todas as camadas mentais de ilusão, há algo para ser ouvido.

Uma vez que realizes o Ser, o objetivo da vida estará realizado.

Sabe tu que tamas (energia de morte) é uma venda.

Sabe tu que rajas (energia de vida) é uma venda.

Sabe tu que tua própria mente é uma venda.

Escuta O Profundo.

Reconhece A Divina Misericórdia.

Escuta O Profundo.

Reconhece A Divina Misericórdia.

E, sobretudo, escuta O Profundo.

CAPÍTULO 42

100. Eis que a dança dos gunas (energias mentais) continua.

O que é tamas (energia de morte) que não uma oposição entre a mente humana e o mundo?

Tal oposição surge de uma experiência de sofrimento, quando algo muito indesejável se manifesta, ou, simplesmente, pelo desgaste em alguma medida, que a vida humana, necessariamente, implica. Essa energia tem um sabor amargo e um sentimento de falta de lugar no mundo. Por vezes, remete a uma sensação asfixiante. É querer ver a luz, mas se sentir incapaz de vê-la. É como ansiar pela melodia, mas só ouvir esterroada. Essa força pode dominar cada uma das células do corpo e tem o pensamento por morada. Então, ocorre um conflito gigantesco entre a consciência humana e o mundo circundante.

Um passo atrás precisa ser dado.

O mundo é gerado e sustentado pela Consciência Absoluta, que é a nossa verdadeira natureza. Sob os escombros da ilusão, a consciência humana se vê como um indivíduo num corpo e se deixa identificar com o fluxo mental incessante. Sem notícia de sua verdadeira identidade, o ser humano se vê arrastado pelo sorvedouro de tamas (energia de morte). Contudo, dando um passo atrás, é necessário perceber que essas energias que se alternam na consciência humana não são nossa verdadeira identidade. Pensamentos vêm e vão e a sua corrente continuará. A Consciência Única na qual os pensamentos se manifestam é a mesma na qual o mundo se manifesta. Indivisa e portadora da Verdade, Ela não se afoga na correnteza das energias passantes.

A Consciência Absoluta é a nossa verdadeira identidade e realizá-la em si mesmo é o único sentido da Sabedoria.

Na grandeza indivisível da Consciência Única não há conflitos, tampouco competitividade. Estabelecidos Nela, intuímos que tudo tem uma razão de ser.

Eis que a dança dos gunas continua, mas, se não nos deixarmos hipnotizar pela música que provoca a dança, poderemos, finalmente, ouvir o Silêncio da Consciência Absoluta, há tanto olvidado.

CAPÍTULO 43

101. Os gunas tomam caminhos diversos.

Os pensamentos tomam caminhos diversos. Rajas (energia de vida) desencadeia esforços para se proteger da dor. Cria, também, esforços para que a vida humana prospere, para que as relações humanas significativas sejam cuidadas e sustenta a realização dos sacrifícios necessários para a vida humana. Contudo tal energia não é essencialmente salvífica e, embora muito importante, não pode dissolver o sofrimento humano. Essa energia, indubitavelmente, há de habitar a consciência humana e muitas coisas boas são, assim, originadas e conservadas. Porém rajas é calcada em nossa identificação com o corpo e com a mente humana. Movidos por essa identificação, tentamos criar as condições para a melhor vida possível, mas nos deparamos com a limitação da energia de vida (rajas).

Rajas impulsiona o movimento mental e, a partir disso, sempre há uma busca, seja por melhores condições no mundo, seja por maior desenvolvimento psicológico e até mesmo a busca dentro da espiritualidade. Rajas predispõe a um envolvimento excessivo com as coisas da vida humana e com o mundo. Então, preocupações sem fim assolam a mente, que se torna agitada e ansiosa. Passa a se preocupar com os resultados de suas ações e isso acaba por gerar angústia ao tentar controlar as condições de um mundo instável e incerto por natureza. Já não teremos silêncio interior, tampouco quietude, se nos deixarmos levar pela correnteza de rajas. Os objetivos humanos, assim, dominam a mente e exercem pressão interna. A percepção do mundo já não é clara e simples, mas consideravelmente distorcida pelo desejo.

Quando rajásicos, não deixamos a vida fluir conforme a vontade da Consciência Una. Apegados aos desejos humanos, queremos controlar as circunstâncias. Assim, podemos ver as outras pessoas com senso de competição, temendo que consigam aquilo que objetivamos. Se as coisas não tomam o rumo de nossas aspirações, podemos ficar irritados e tendemos a agir de forma distorcida. Tudo isso pode ocorrer devido ao excesso de rajas. Podendo nos distanciar da Verdade, a energia de rajas não trará a clareza necessária para o despertar (moksha) e, se excessiva, acaba por gerar enorme ansiedade, inquietação e senso de competição.

Dessa forma, a nossa energia de vida (rajas), a qual porta nossa vontade de conservar a vida e fazê-la a mais agradável e bela possível, há de habitar a consciência humana, mas sem ocupar um demasiado espaço.

Não sendo excessiva, rajas não impede a busca pela Verdade, ou seja, não impede a Percepção da Consciência Única em si mesmo como nossa verdadeira identidade. Os gunas tomam caminhos diversos e a Consciência Absoluta toma consciência disso.

Os pensamentos tomam caminhos diversos e a Consciência Absoluta toma consciência disso.

Anterior a quaisquer caminhos, a quaisquer gunas e a quaisquer pensamentos, a Consciência Una testemunha, silentemente, o fluxo mental.

Desidentificados do fluxo mental, num átimo, podemos realizar o Ser.

Por mais intensos que formos, não encontraremos paz nos esforços que envidamos em prol de uma vida ilusória. Pelo contrário, rajas em seu anseio incessante, pode desfazer o silêncio mental que revela a Verdade. Na sanha de melhorar e obter sempre mais de si mesmo e do mundo, rajas pode romper o silêncio natural do Ser. É na quietude mental que deixamos de nos identificar com os movimentos provisórios e nossa identificação recai na Consciência Eterna, que sempre testemunhou aquilo tudo. Abrigados no Ser, encontramos a Paz que sempre nos pertenceu.

A verdadeira bem-aventurança não depende das condições da vida humana e do mundo, depende apenas de reconhecermos a Verdade sobre nós mesmos.

Quietos, silentes e benevolentes aguardamos o esplendor de Sua Paz Incausada no recôndito mais profundo de nós mesmos, Oh Consciência Divina!

CAPÍTULO 44

102. As luzes de rajas (energia de vida) podem deslumbrar, dada a beleza que podem manifestar. A graça de um relacionamento afetivo cuidadoso, o esforço para manter a vida harmoniosa, a beleza que os olhos podem ver, o trabalho interno para manter a mente

sã, a busca pela sabedoria, o toque da arte moldada pela consciência humana. Todo esse cuidado com a vida é a luz de rajas. Contudo rajas (energia de vida) é limitada e pode gerar enorme sofrimento.

Rajas faz com que voltemos nossos olhos para o mundo. Identificados com o corpo e com a mente humana, somos instigados por rajas a buscar as melhores experiências na vida humana. Queremos obter alegria, prosperidade e queremos relacionamentos interpessoais valorosos. Pensamos que, assim que obtivermos essas metas da vida humana, obteremos paz. Porém aqui nos deparamos com algumas dificuldades. Primeiramente, rajas se manifesta através de múltiplos desejos e tem por natureza nunca atingir real satisfação. Quando uma meta é alcançada, em pouco tempo, o tédio já se reapresenta e mais metas são vislumbradas. Isso se repete indefinidamente e não nos damos conta do círculo vicioso: a própria mente gera tensão ao desejar algo de forma muito afoita e apegada. Quando o objeto de desejo é obtido, a própria mente reduz a pressão interna, permitindo uma certa paz. Não seria mais inteligente reduzir o apego aos objetivos mundanos e diminuir a pressão interna antes de qualquer coisa? Assim, nossa ação no mundo se tornaria menos apegada a resultados e, portanto, mais equilibrada e capaz de ver as coisas com maior clareza (sem projetarmos nossos desejos no mundo, conseguimos ver o que se apresenta de fato). Sempre que não nos deixamos dominar totalmente por rajas, nos tornamos mais observadores (menos reativos) e nos aproximamos do silêncio mental necessário para a revelação da Verdade mais profunda sobre nós mesmos.

Quando nos envolvemos demasiado com o mundo e nos deixamos dominar por metas mundanas, por vezes nos tornamos reativos e até mesmo agressivos. Não somos mais conduzidos em Unidade com a Consciência Absoluta, mas queremos fazer com que nossa vontade egoica ocorra a qualquer custo. Podemos, assim, nos tornar bastante esforçados, mas esse esforço teria uma energia pesada e não estaria sintonizado com a Consciência Divina. Quando, por outro lado, conseguimos nos desidentificar de rajas, conseguimos enxergar as coisas com maior clareza e nos tornamos abertos aos influxos da Consciência Eterna. Desse modo, podemos achar caminho mesmo em meio às maiores dificuldades. Nossa ação se torna devocional, sem esperar resultados e sem competir com os demais. A Divina Misericórdia abrirá os caminhos e a mente, em maior quietude e silêncio, agirá de modo mais intuitivo e equilibrado.

Já a energia oposta que, também, circula frequentemente na consciência humana é tamas (energia de morte). Essa energia pode surgir, meramente, do desgaste que a vida humana acaba trazendo. Mesmo que coisas ruins ou graves não ocorram, o próprio desgaste do cotidiano pode ser cansativo e entediante e trazer algum nível de energia de morte (tamas) para a mente humana. Muitas vezes, nem nos damos conta, mas ressoa no fundo da mente uma negatividade e um sentimento de falta de sentido. Porém é nas situações extremas de grande sofrimento ou frustração que tamas ataca com todas as suas forças. Se não estamos atentos e sucumbimos, pode nos levar até mesmo ao suicídio.

Quando as coisas vão mal, na presença de um grande fracasso ou de uma grande perda, a mente tende a cair em tamas. Surgem pensamentos distorcidos que não conseguem ver graça na vida. São sentimentos pesarosos e corrosivos. Assim, alimentam complexos mentais e impedem a clareza de visão. Tudo é, por fim, visto de modo errôneo e desfavorável. Resultando num complexo de inferioridade e de pusilanimidade, que culmina na autossabotagem.

Abre-se a porta, por meio de tamas (energia de morte), para os vícios mentais, que são maneiras distorcidas de lidar com o sofrimento mental. Pode haver, então, fuga para a drogadição, fuga para o sexo desordenado, fuga para a glutonaria, fuga para gerar conflitos humanos desnecessários, fuga para a degradação. Enfim, fugas para esquecer de si mesmo.

Tamas é causa de enormes dificuldades, e agir compelido por essa energia só gera mais dificuldades e mais sofrimentos. Conseguir reconhecer essa energia na mente é o primeiro passo no caminho da meditação. Não se deixar dominar e não exteriorizá-la são progressos subsequentes.

Por fim, há sattva (energia da inspiração divina). É o toque da Consciência Absoluta, em sua grandeza ilimitada, no pequeno cotidiano humano. A consciência humana recebe um novo frescor, uma ideia sobrelevada, ou um sentimento extasiante. Assim, muitas obras artísticas foram criadas. Assim, muitas obras de cunho realmente espiritual foram criadas.

Além disso, por meio dessa energia, místicos vivenciaram momentos de se inebriar no sentimento extasiante do Amor Divino.

Homens comuns experienciaram Deus na altura do coração e entraram no território da mística. A memória desse toque nunca é esquecida e não há experiência humana que se possa comparar com a graça desse toque. Contudo tende a passar brevemente e deixa enorme saudade, além de anseio inominável para que essa energia esplendorosa torne a habitar a consciência humana.

Desse modo, sattva não consegue nos conduzir à Realidade Última, sendo apenas um vislumbre Dela. E, dada a sua brevidade, é uma energia limitada e que necessita ser transcendida também.

Somente a Luz das luzes pode aniquilar a escuridão por completo.

Somente a Fonte Única por trás de todas as coisas é realmente salvífica.

Sendo nossa verdadeira identidade, a Consciência Absoluta nos liberta da ilusão (maya) e do sofrimento gerado por ela. Para além das energias ilusórias, para além de quaisquer vibrações, para além do murmúrio mental, reina o Ser. Realizá-lo é transcender todas as limitações e findar o sofrimento psicológico.

CAPÍTULO 45

103. O círculo vicioso da consciência humana é iniciado a partir da energia de vida (rajas). Tal energia busca realizar algo no mundo e manter aquilo que já foi conseguido. A cada tentativa de realizar algo em que é bem-sucedida, rajas é ampliada no interior da mente. Rajas vai crescendo e se intensificando. Então, mais objetivos da vida humana são buscados cada vez com mais afinco e apego. Porém essa energia não desemboca numa finalidade definitiva, ou seja, tal energia não encontra uma resolução em si mesma e não pode satisfazer a consciência humana em definitivo. Esse fato acaba gerando uma espécie de tensão. Então, mais objetivos humanos são buscados para direcionar essa energia (rajas) que foi acumulada. Porém o próprio mundo é instável: ora manifesta rajas quando as coisas fluem e o destino brilha, ora manifesta tamas (energia de morte) quando o mundo se obscurece e as coisas caminham na direção do sofrimento. Percebendo isso, a consciência humana, repleta de rajas, vê seus objetivos, por vezes, naufragarem. Assim, o círculo completa seu volteio quando rajas, que se acumulara, transforma-se em tamas (energia de morte). Aquilo que estava intei-

ramente voltado para a vivacidade, ao entrar em desavença com os movimentos da vida e ter seus desejos frustrados, inflama-se em dor e se transforma em energia de morte (tamas). Então, assolam os pensamentos de aflição e nuvens de sofrimento tomam a mente. A consciência humana, por vezes, vê-se incapaz de fazer sua energia voltar a ser vivaz. Pensamentos corrosivos se tornam a tônica e sentimentos desfigurados assomam. Desse modo, a consciência humana se vê limitada por esse círculo vicioso.

Conheces esse círculo? É esse círculo a realidade definitiva?

Anterior a tudo isso, a Consciência Pura, silente, observa. Tal observação não é uma observação mental, ou seja, não está limitada pelos pensamentos. É a chama da Consciência Absoluta, nossa verdadeira identidade, em seu resplendor eterno. Cabe à luz ínfima da consciência humana, limitada pelos pensamentos (gunas), perceber o círculo vicioso e se dar conta de que há um véu (maya) que a encobre e impede de ver a Verdade sobre si mesma.

Quiçá, assim, cesse, ainda que sem esforço, de alimentar o círculo vicioso. Desligada das energias densas, achando-se sattvica e contente, definitivamente algo pode acontecer no interior da consciência humana.

CAPÍTULO 46

104. Percebes como é rajas (energia de vida)? A busca pela sabedoria ou por virtudes, o cuidado para com familiares e amigos, o cuidado com o relacionamento afetivo, o cuidado com a vida em si. Tudo isso é rajas. Tal energia sustenta a vida.

    Quando, porém, essa energia é demasiada na consciência humana pode ser sobremodo danosa. Então, grande tensão é gerada e enorme expectativa pelas coisas da vida humana é criada. Ocorre imenso apego, medo descontrolado de perder aquilo que foi conquistado e os resultados dos esforços se tornam importantes em demasia, gerando enorme ansiedade e inquietação, além de um senso de competitividade. Como se as coisas da vida devessem ser conquistadas a qualquer custo. E, quando os resultados esperados não vêm, a consciência humana mergulha no desespero de tamas (energia de morte).

    Fechada em si mesma, quando dominada por tamas, a mente humana não vislumbra mais luz alguma. Frustrada pelo insucesso da energia de vida, quer adotar o caminho oposto. Como a construção não fluiu, são gerados pensamentos no sentido destrutivo de fuga da vida e de si mesmo. Caída em aflição, somente se pensava em se livrar daquilo, por mais desastrosa e sem sentido que fosse a fuga. Assim, surgem os vícios diversos como drogadição, jogatina, sexo compulsivo, glutonaria e muitos mais.

Contudo é a própria consciência humana que está gerando a aflição e tudo se iniciou com o excesso de rajas (energia de vida). O excesso de rajas faz com que nos envolvamos demais com o mundo e instiga a mente a buscar mais e mais objetivos mundanos. A mente se torna agitada e ficamos fortemente identificados com nossa história pessoal, buscando a todo momento torná-la mais bela e rica. Identificamo-nos com uma estrutura repleta de desejos que podemos chamar de ego e assim nos distanciamos muito de nossa verdadeira identidade. Tornamo-nos inaptos a entender a Verdade com os olhos encobertos pela ilusão do mundo (maya).

Quando, pelo contrário, a consciência humana começa a buscar sua verdadeira identidade e inicia a busca espiritual, rajas começa a ocupar seu devido lugar. A consciência humana, então, mantém certo distanciamento de rajas, sem se deixar ser levada por completo. Ela reconheceu tal energia e sabe da limitação dela. Não vai, assim, abdicar das ações que preservam a vida, porém fará tudo imbuída de um novo senso.

Entregue à Consciência Absoluta, nossa verdadeira natureza, a mente humana passa a lidar com a vida de maneira menos tensa. Sabendo das limitações dos pensamentos (gunas) que percorrem a mente, passa a se manter distanciada deles de certo modo. Cria-se, assim, uma abertura para que a energia divina (sattva) se apresente. Tal energia não busca ser controladora das coisas e do mundo, mas, ciente da Unidade de tudo, entrega seu destino para a Consciência Absoluta, sabendo que Ela detém um poder e uma inteligência inacessíveis para o mero pensamento ou para a mera compreensão intelectual.

Sattva estando mais presente, a consciência humana vai se tornando mais sutil e vai aprimorando sua capacidade de percepção. As ações se tornam mais inspiradas e grandes objetivos são alcançados sem grandes esforços e sem grandes desgastes, quase sem se dar conta. O apego a resultados e metas decresce, ao passo que cresce a compreensão sobre a natureza ilusória do mundo.

Dessa forma, estando mais silenciosa e em maior quietude, a possibilidade de a consciência humana perceber a Realidade Última no mais íntimo de si mesma se torna real e cada vez mais evidente.

CAPÍTULO 47

105. A Consciência Translúcida em si mesmo. O Céu Límpido em si mesmo.

Não turvado por nenhuma vibração. Não interpretado por nenhuma palavra. Guna (pensamento) nenhum.

Essência Indelével de si mesmo. Identidade Real intocada e intocável. Fonte Única de todo o universo e de si mesmo. Verve Única de toda criatividade e capacidade de compreensão.

Vasta Luz Cognoscente e Bem-Aventurada no íntimo de si mesmo.

Pureza Essencial portadora da Verdade Única.

Inamovível e incorruptível por ilusões quaisquer.

Centro Único da Existência, Movimento Unitário.

Que possa o vento dos gunas não me levar!

Que esse ou aquele pensamento não me signifiquem nada!

Que o mais profundo de mim mesmo reconheça que a consciência mental não é real!

Essa corriqueira consciência humana não é o que sou!

Estou sendo arrastado por ilusões há tempos imemoriais, mas pode haver um instante de silêncio revelador, assim como um foco de luz dissolve, num átimo, uma escuridão incomensurável.

Desligado da consciência costumeira posso ver coisas indizíveis com olhos inexplicáveis.

Para além do espaço e tempo, sentir o que de fato sou.

Apesar de ter sido trespassado por todos os tipos de gunas, desde os mais elevados aos mais disparatados, meu Ser se manteve intocado na profundidade de si mesmo.

A Realeza de todo ser humano, embora desconhecida por quase todos.

Foi o grito da minha angústia de outrora que invocou a Consciência Absoluta em mim mesmo, embora eu nem me desse conta.

Hoje sei que a vida humana deve ser cuidada, mas tenho olhos por demais desejosos de ver a Luz Unitária em mim mesmo.

Sempre que sinto Seu Toque, meus pensamentos tomam caminhos inimagináveis, para além do que é memória, para além do que é limitado.

Essa Fonte é capaz de dissolver quaisquer sofrimentos e de trazer clareza infinita.

Que a mente degenerada pelo tempo e por conceitos humanos possa saber descansar, assim como a criança, que inutilmente chorou pela mãe que estava ausente, decide dormir.

Que a fraca luz mental encerre seus trabalhos ao perceber que não ilumina o suficiente!

Aberta a porta, não hei de projetar conceitos sobre a Consciência Absoluta.

Aberta a porta, não hei de imaginar a Consciência Absoluta.

Seus Raios emanam de dentro de mim. Realizar o Ser que sou é tudo quanto preciso.

CAPÍTULO 48

106. A energia de vida (rajas) circula na mente humana. Tal energia é geratriz e mantenedora da vida humana.

    Contudo o caminho espiritual envolve transcender rajas. Essa energia está ligada à história pessoal e à busca incessante por embelezá-la. Alguns buscam construir um arcabouço intelectual reluzente, repleto de erudição e rebuscamento. Outros buscam uma posição social de grande destaque e respeitabilidade. Noutros casos há uma busca desesperada pela beleza do corpo. Alguns intentam obter sempre mais experiências

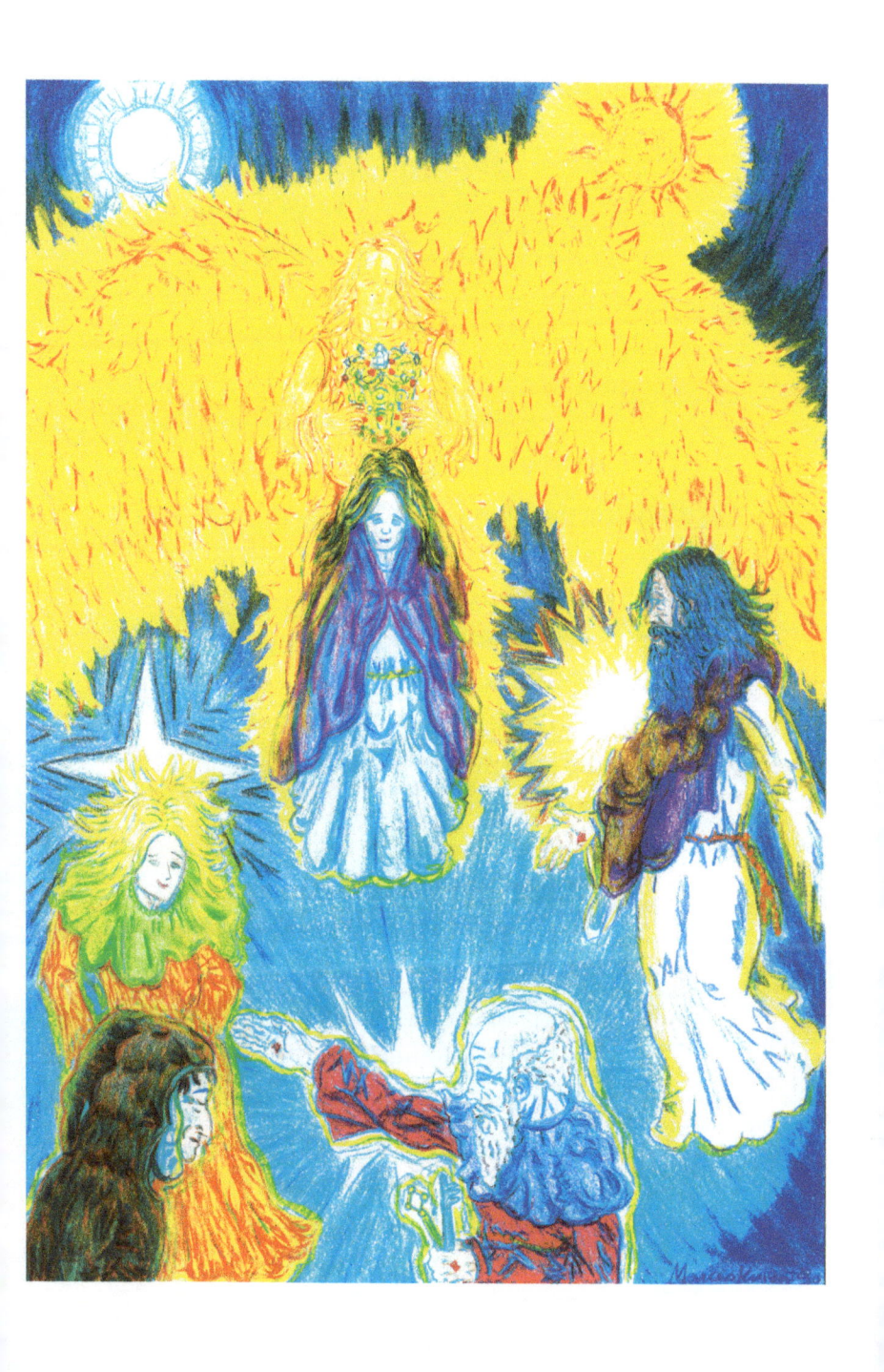

que gratifiquem os sentidos. Há, também, aqueles que se dedicam, obstinadamente, ao acúmulo de capital, acreditando que isso lhes trará segurança.

Todas essas são manifestações do excesso de rajas. Se nos deixamos dominar por essa energia, tornamo-nos excessivamente envolvidos com o mundo e com os objetivos mundanos. Confundimos experiências transitórias que gratificam os sentidos com a verdadeira felicidade. Confundimos a euforia do ego que consegue se destacar entre os seus com bem-aventurança. Confundimos aquisições e conquistas mundanas com segurança. Iludidos, fixamos nossos olhos no mundo e a mente não descansa mais. Mesmo enquanto dormimos e sonhamos a mente está rajásica (ativa), buscando por prazeres ou tentando solucionar problemas. A mente se torna célere, saltando de um objetivo mundano para outro, mas sem nunca encontrar satisfação. Pelo contrário, cada vez se inflama mais em desejo. Além disso, as preocupações se tornam a tônica da mente, sempre pensando no futuro para que suas metas se concretizem, já que está apegada a elas, e também sempre aflita com as possibilidades de perder aquilo que foi conquistado. Dessa forma, a paz mental se torna inviável e a mente se torna agitada, por um triz de cair nas garras do desespero.

De um mundo incerto e instável por natureza, jamais conseguiremos obter real segurança, por mais que nos dediquemos a ele. Além disso, o excesso de rajas pode impedir que consigamos a verdadeira fonte de segurança, que é a realização de nossa verdadeira identidade no mais íntimo de nós mesmos.

Realizar o Ser significa findar o sofrimento psicológico. Estabelecidos na Consciência Absoluta, nossa verdadeira natureza, já não somos arrastados pelos ventos dos gunas (pensamentos). A mente, ao se tornar atenta e silenciosa, pode realizar a Realidade Última. Assim, já não está mais limitada à pequena consciência humana e seu instrumento limitado (pensamento), mas habita a Unidade e Dela provêm sua segurança e sua felicidade inerentes. Sem depender de causas e condições, a bem-aventurança do Ser é eterna e ratifica o fim do sofrimento psicológico.

Quando habitamos a Consciência Única, jamais acreditamos que o mundo é uma disputa por objetivos mundanos. Deixaremos de lado o impulso de controlar as coisas da vida e nos deixaremos conduzir pelo Movimento Unitário. Estabelecidos em nossa real identidade, as preocupações mundanas são dissolvidas em quietude e silêncio. Em vez de desperdiçarmos nossa energia em anseios mundanos, tentando projetar todas as possibilidades e temendo insucessos, acumulamos energia no centro interior. Esse acúmulo sattvico (equilibrado) de luz pode revelar coisas imprevistas. Aquilo, que para o pensamento condicionado é impossível mesmo vislumbrar, revela-se como nossa verdadeira identidade quando cessa o movimento mental caótico. A Consciência Absoluta se desvela somente para aquele que se cansou de atiçar o movimento mental, ao perceber o sofrimento inútil que a sanha ininterrupta de pensamentos (desejos) pode gerar. No início da chamada busca espiritual, ainda muito acostumados com a maneira ativa (rajásica) que nos foi ensinada de lidar com o mundo, pensamos que para atingir a Sabedoria necessitamos o máximo de esforço. Assim, adotamos as mais diversas práticas espirituais e passamos a devorar os mais diversos ensinamentos. Sem nos darmos direito ao descanso, saltamos de um mestre espiritual para outro. Sem perceber, estamos dominados por rajas (pulsão de vida) novamente, porém agora direcionado para a espiritualidade. No começo é inevitável que seja assim, mas depois o aspirante começa a perceber a inutilidade desse movimento ensandecido e começa a ver quão semelhante é ao movimento da mente mundana envolvida com as metas do mundo. Então, ocorre um desapego pelas práticas e pelas leituras excessivas. A Consciência Absoluta, nossa verdadeira natureza, não será realizada por meio do acúmulo de conhecimento, por mais elevado que seja. É no silêncio da Consciência Pura, desvinculada das energias grosseiras, que algo definitivo pode se dar. Com a maturidade, não mais objetivamos experiências espirituais, tampouco êxtases místicos, queremos tão somente a Verdade em sua unicidade e simplicidade.

E, por fim, o buscador terá, verdadeiramente, os olhos voltados para Deus.

CAPÍTULO 49

107. É possível não mais ser hipnotizado pelos gunas (pensamentos)?

De início, há a percepção de que a Consciência Absoluta não pode ser a consciência humana limitada com a qual estamos identificados. Recebemos a notícia de que somos a Consciência Absoluta e nos damos conta, intuitivamente, de que estamos identificados com algo falso (ego) e olvidamos o Ser. Para alguns poucos, de mente esclarecida, basta essa notícia para que a realização espiritual definitiva se dê. Porém para a maior parte será necessário, antes, compreender os gunas e, por fim, transcendê-los.

Quando um guna qualquer atravessa a Consciência Pura, nossa verdadeira identidade, e a atenção recai totalmente sobre ele, inicia-se toda ilusão (maya). Identificar-se com os gunas, posteriormente, torna-se um hábito tão arraigado a ponto de se esquecer da verdade sobre si mesmo.

A trajetória dos gunas envolve um interesse pelo mundo e pela vida humana (rajas). Essa energia busca conservar a vida e atingir as melhores condições possíveis para se viver. Buscam-se elos com outras pessoas, sentimentos bons, meio de vida honesto, experiências aprazíveis e, principalmente, segurança. Porém rajas traz muitos desejos e preocupações para a consciência humana. Com os olhos voltados para o mundo, a mente já não consegue descansar. Nunca satisfeita, busca por mais e mais experiências, mas nenhuma consegue saciá-la de fato. Depois de um prazer efêmero, chega o tédio e, de novo, a busca por mais experiências, formando um círculo vicioso. Há também imenso receio de perder aquilo que foi conquistado por meio de tanto sacrifício. Assim, a consciência humana se inunda de preocupações e se torna agitada. Olvida, rapidamente, sua verdadeira natureza e perde a paz.

Tomados por essa energia, uma personalidade ambiciosa pode surgir. Uma personalidade que almeja as coisas do mundo, que está disposta a disputar e que está obcecada pelo futuro. Assim, fica muito temerosa de que seus desejos arraigados não venham a se cumprir. Perde o sono e começa a ver as outras pessoas como inimigos potenciais. Não se dá conta, hipnotizada pelos gunas (pensamentos), que a própria imaginação e desejo são fontes inesgotáveis de angústia. Um sofrimento crescente se dá como fruto do excesso de rajas.

Somente quando a busca espiritual se inicia, essa energia deixa de ser dominante, passa a ser questionada e um processo de desapegar-se começa a ocorrer. A energia de vida (rajas) continua sendo utilizada, porém apenas para coisas realmente necessárias. Desejos supérfluos decaem, o senso de competição se esvai e a angústia é sobremodo reduzida.

Então a mente se torna mais sattvica (equilibrada). A nossa Identidade Real começa a ser recordada. Passa a ocorrer uma influência maior da Consciência Absoluta na vida humana, trazendo luminosidade impensável em pleno caos. Nossas ações se tornam mais inspiradas, sem dar tanta importância aos resultados, passamos a agir de modo devocional. Não queremos tanto controlar as situações, mas apenas intuir, calmamente, o melhor caminho, aquele que a Consciência Una deseja que trilhemos. Começa a ocorrer uma unificação entre a pequena consciência humana ilusória e a Realidade Última, nossa verdadeira natureza. A mente, purificada das energias grosseiras, torna-se mais quieta e perceptiva. Até que, por fim, ocorre o Silêncio Revelador que afasta todos os gunas e faz perceber, no mais profundo de si mesmo, o brilho único do Imanifesto.

CAPÍTULO 50

108. A mente humana não pode conhecer o Ser. A mente humana não pode conceber o Ser. A Consciência Absoluta que somos não é um conhecimento mental, ou seja, não pode surgir como um pensamento. Quando a consciência humana consegue se desvencilhar, ainda que brevemente, dos gunas (pensamentos), ocorre um vislumbre da Consciência Abso-

luta. Porém, em seguida, a mente interpreta que aquele Silêncio no qual habita o Ser é um mero vazio, um nada. Isso ocorre como um mecanismo de autoproteção da mente condicionada, porque, se ela se aprofundar nesse Silêncio Abismal, corre risco de ser dissolvida na Verdade. A consciência humana, que até então se resumia aos pensamentos incessantes, pode ser transcendida quando totalmente aquietada. Sem pensamento algum, atingimos nossa verdadeira natureza, a qual possui um nível mais elevado de compreensão e de percepção. Para além dos gunas, realizamos o Ser.

Temendo o silêncio abrasador, a mente humana faz surgir o impulso de preencher o vazio e, então, o vendaval dos gunas é reiniciado. Assim, a ignorância (maya) se perpetua.

A mente humana é incapaz de compreender que a Consciência Única que somos não é uma mera escuridão, tampouco um vazio, mas é a Fonte Ilimitada de inteligência, criatividade e bem-aventurança incausada. Temendo ser dissolvida, a mente ilusória gera o sentimento de tédio sempre que tentamos nos aquietar. Mas é no silêncio e quietude que a Verdade pode ser encontrada. Realizar a Realidade Última é a maior dádiva do nascimento humano.

Por meio do mecanismo da ignorância (maya), a felicidade real do Ser é negada e interpretada como um nada do qual se tem que fugir a qualquer custo. Isso desencadeia o impulso ininterrupto dos gunas (pensamentos) que, seguidamente, encobrem a Realidade.

Dentro desse mecanismo dos gunas não haverá verdadeira sabedoria, uma vez que essa não é um conhecimento mental, ou seja, não pode surgir como um pensamento.

Dentro desse mecanismo dos gunas não haverá verdadeira felicidade, uma vez que essa não pode ser concebida pela mente.

É no silenciar dos gunas que é percebido em si mesmo e por si mesmo a Bem-Aventurança que somos. Uma percepção além da mente, uma percepção calcada no Ser e que revela, definitivamente, nossa verdadeira identidade.

CAPÍTULO 51

109. Está formado o círculo vicioso e a mente humana é a rainha da repetição.

No começo de tudo, há a interpretação errônea da mente de que no cessar do movimento mental há apenas o vazio, uma completa escuridão. A partir desse erro (maya), há um impulso incessante por imagens mentais e palavras mentais. Quando nos damos conta, estamos dominados por um movimento mental incessante.

Quando o movimento toma cores de rajas (energia de vida), estamos envolvidos com o mundo. Buscamos experiências no mundo, iludidos de que elas poderiam nos trazer real felicidade.

Matizados por tamas (energia de morte), as imagens e palavras mentais ganham um sentido de rejeição à vida, como se a carga de sofrimento fosse por demais pesada e não houvesse caminhos. Quando tomados por tamas, tudo fica sem brilho e o máximo que conseguimos fazer é tentar disfarçar que nada está ocorrendo. Porém, se alguma pessoa sensível está por perto, ela consegue notar no olhar que aquela pessoa está vivenciando níveis mentais pesarosos.

Em momentos afortunados, o movimento mental traz sattva (energia inspirada), que permite ver tudo com maior clareza e criatividade, além disso, um sentimento enlevado se apresenta. Assim, a mente humana pode

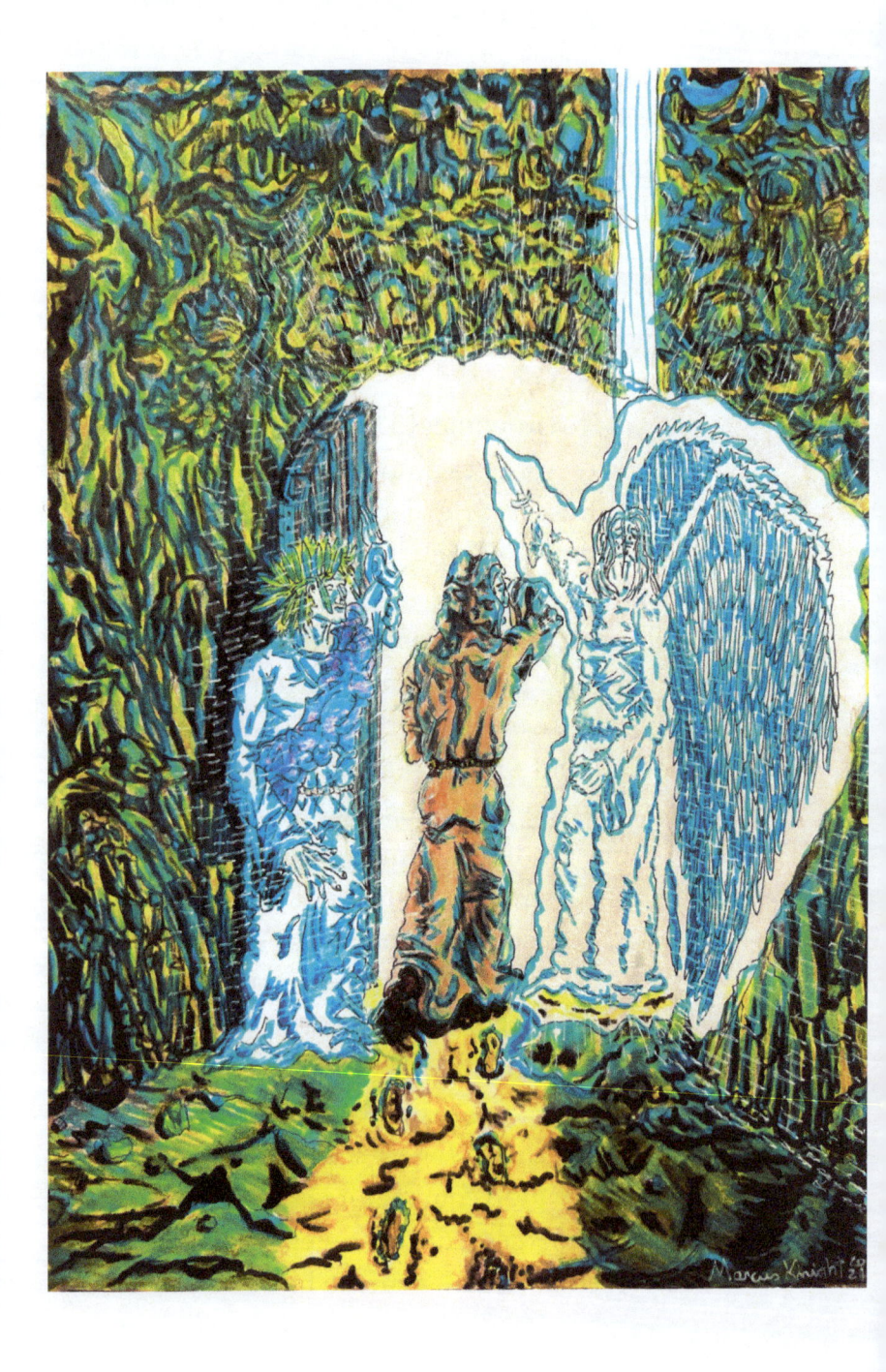

ter *insights* de sabedoria, pode produzir obras artísticas de valor, encontrar soluções impensáveis e, ainda, culminar em êxtases emocionais. Contudo todo movimento mental, por mais gracioso que seja, afasta da Verdade. Habitando o Silêncio dentro de si mesmo, a Consciência Una permanece encoberta enquanto houver a sanha por movimento.

Por fim, num dia de ouro, Aquilo que a mente interpretava como escuridão se revela como a Luz das luzes.

CAPÍTULO 52

110. O mundo é inconstante por natureza. Em alguns momentos predomina rajas (energia de vida) no mundo. É quando os esforços humanos conseguem os resultados esperados e tudo caminha bem. Assim, a consciência humana se mantém vivaz e busca obter mais e mais experiências agradáveis e atingir seus objetivos. Porém há momentos em que tamas (energia de morte) se apresenta no mundo e fica escancarada a limitação da vida humana: quando adoecemos ou quando entes queridos adoecem, nas dificuldades de relacionamentos, na dificuldade de encontrar um meio de vida condizente, entre outras dificuldades e constrangimentos com que

podemos nos deparar. Nesses momentos, a tendência é a consciência humana ser inundada por tamas (energia de morte). Então uma fadiga toma o corpo e tudo passa a ser visto sob a distorção de tamas. O medo da vida se torna a tônica.

Por mais que se tenha notícia da Divina Misericórdia, ela se torna ineficaz e a consciência humana se afunda na dificuldade de ver luz e de encontrar sentido. Dessa forma, fugas estúpidas podem ocorrer: seja para o sexo compulsivo, para o comer compulsivo, para a drogadição, para intrigas interpessoais, entre outros caminhos desastrosos. É como se a consciência humana se desligasse da vida. Assim, a inteligência interior não brilha, a compreensão se torna distorcida e acabamos agindo de forma autodestrutiva.

O reconhecimento dessa energia de morte em si mesmo e um crescente desapegar-se dela é fruto de um caminho espiritual que se abriu. A consciência humana, então, não se entrega mais totalmente a essa energia e, principalmente, procura não agir movida por ela, pois tem por claro se tratar da raiz do caos.

Mais centrada, a mente humana passa a intuir que a Misericórdia Divina está regendo a vida e cresce o sentimento de Unidade. Assim, reduz muito o medo da vida. Desse modo, há a possibilidade de sattva (energia inspirada) ressurgir na mente. O mundo, também, pode se tornar mais sattvico (pacífico), uma vez que nos desvencilhamos do caos da energia de morte (tamas), interrompendo, assim, toda forma de autossabotagem.

Com as visitas mais frequentes da energia equilibrada (sattva), a mente vai se tornando mais silenciosa, menos reativa. Cria-se, assim, campo propício para que a identificação permanente com a Consciência Absoluta ocorra no mais profundo de si mesmo. Quando finda o domínio das energias grosseiras (gunas), a consciência humana pode ser transcendida. Desse modo, é percorrido o único caminho real para o fim do sofrimento.

CAPÍTULO 53

111. Podemos investigar a consciência humana de dois modos: quando está em contato com o mundo e seus acontecimentos e quando está isolada em si mesma.

    Em contato com o mundo, a consciência humana se inunda de rajas (energia de vida) quando as coisas vão bem. Quando o desejado ocorre, pulsa rajas. Então tudo é visto com esperança e alento, sentindo ser possível uma sintonia com o mundo. Quando o que é repugnado se manifesta no mundo, a tendência da consciência humana é se encher de tamas (energia de morte). Então tudo é visto com amargura e desesperança e a acidez toma parte na maneira de se relacionar com as pessoas e com o mundo.

A percepção da ação da Misericórdia Divina no mundo preenche a consciência humana com sattva (energia de luz), que faz intuir que o acaso não é real e que há a Consciência Única ordenando toda a vida, através de um afluxo interminável de inteligência e compaixão. Deus toca o mundo, abrindo caminhos no deserto e, estando atenta para notar tal intervenção, a mente humana se torna sattvica (equilibrada).

Investigar a consciência humana quando está isolada em si mesma é sobremodo importante. Quando não está dando atenção ao mundo, mas meditando nos próprios pensamentos e emoções, é que ocorre essa investigação.

No centro da consciência humana há um vazio e uma tendência de fugir desse vazio a qualquer custo. Assim, são gerados pensamentos-emoções de rajas (energia de vida) que propõem algum modo de se envolver com a vida ou com o mundo que faça eliminar o sentimento de vazio ou tédio e faça surgir algum bem-estar. Dessa forma, os desejos e objetivos mais diversos são gerados, desde realizar coisas no mundo até desenvolver virtudes ou maior autocontrole. Porém a limitação de rajas é conhecida pelo buscador amadurecido. Ele sabe que rajas não trará real satisfação e sempre fará com que busque mais e mais objetivos. Quando uma conquista é atingida, surge a compreensão de que ela não foi suficiente para eliminar o vazio no centro da consciência humana. Além disso, surge o medo de perder aquilo que foi conseguido, podendo gerar, inclusive, um senso de competição. Então, o buscador amadurecido não deve seguir rajas.

Quando não consegue ver caminho ou quando fracassa em seus propósitos, a mente humana tende a disparar tamas (energia de morte). É uma energia de medo e insatisfação. Tudo é visto de forma distorcida, como se tudo exigisse enorme sacrifício e nada valesse a pena.

O sentido de existir não é mais claro e a consciência humana se afunda no amargor e desesperança. Tal energia não gera nenhum benefício e pode gerar ações estúpidas que prejudicam a si mesmo e aos outros. Portanto o buscador amadurecido há de preferir permanecer no vazio a seguir tamas.

A energia inspirada (sattva) não pode ser trazida à consciência humana conforme se desejar. Essa energia surge nos momentos mais inesperados, trazendo clareza aonde só havia escuridão e caminhos aonde não se via nenhum. Cessa o senso de competição e intui-se a Unidade da Vida. A simplicidade e o desapego acompanham essa energia, que só pode trazer luz e compaixão. O buscador amadurecido sabe que não pode desencadear essa energia em si mesmo e sabe, também, que não deve se desesperar ao ansiar loucamente pela inspiração. Deve desfrutá-la enquanto essa luz se faz presente, mas saber que não é suficiente para realizar a verdade definitiva de nossa real identidade. A Consciência Absoluta está além dos gunas (pensamentos). Depois de longa caminhada, vê-se que a melhor possibilidade é permanecer no vazio que habita o centro da consciência humana. Somente aqueles que permanecem quietos e silentes nesse vazio podem perceber que o vazio não é real. Trata-se de uma interpretação falha feita pela mente humana. Na verdade, é nesse silêncio que se revela a Consciência Única, nossa verdadeira identidade. Então não há mais rajadas de vento dos gunas e a Bem-Aventurança do Ser se faz sentir. O Ser percepciona O Ser em si mesmo e por si mesmo.

CAPÍTULO 54

112. O que é um guna (pensamento)?
É aquilo que te conecta ao mundo, ao corpo e a uma história pessoal. A Consciência Pura que somos não está ligada ao mundo, nem ao corpo, tampouco a uma história pessoal. Uma minúscula vibração no Silêncio do Ser, se for capaz de tomar nossa atenção, fragmenta a percepção e nos prende na consciência humana (fluxo incessante de pensamentos condicionados), nos exilando da Consciência Pura que somos. A percepção imediata da totalidade do Ser é perdida e ficamos limitados aos reflexos de nossa verdadeira Essência.

Então, fechados na consciência humana, saltamos de uma vibração para outra, de um guna (pensamento) para outro, de um fragmento para outro. Sempre há, por trás desse movimento incessante, uma ânsia, uma tremenda ilusão. Trata-se de uma vontade profundamente condicionada de colocar ordem no mundo e no caos mental. Um impulso escondido que retroalimenta a mente e nunca permite que ela se aquiete. Uma ilusão de que o último pensamento fracassou, mas o próximo trará a solução. Isso cria a ideia de futuro e sustenta a ilusão de que, através de esforços contínuos, a paz mental será atingida e o enorme problema que se tornou a vida será solucionado. Toda a sociedade humana e sua história foram erigidas sobre esses pilares. Então mais trabalho mental, mais sacrifícios, mais busca por virtudes, mais busca por autocontrole, mais ações para melhorar as relações interpessoais e a vida no mundo. Porém é um movimento insano e sem fim e nunca será capaz de trazer paz mental ou alguma forma real de felicidade. Quando temos uma firme percepção disso, começa a emergir a Sabedoria.

Começamos a perceber que a verdadeira Paz se encontra além do movimento mental ensandecido e que, apenas através do silêncio e do aquietamento do fluxo mental, poderemos reconhecer nossa verdadeira identidade no mais íntimo de nós mesmos. Dar-se conta disso é como se pela primeira vez se invocasse Deus com justeza, sem sentimentos mesquinhos. É como se pela primeira vez adentrássemos o mar da verdadeira espiritualidade, que é desprovida de convencionalismos, pois se trata da Verdade imediata tal como ela é. Não se trata mais de buscar por elaborações mentais, mas de nos estabelecermos em nossa verdadeira identidade como Consciência Absoluta.

Durante a noite, enquanto sonhamos, o que de fato importa é que algo ocorra no sonho que faça a consciência humana retornar ao estado de vigília, que é um nível superior de consciência quando comparado à consciência do sonho. Na verdade, em nossa vida humana o que realmente interessa é que o fluxo da vida nos leve a despertar para um nível mais alto de consciência, para a Consciência Absoluta que somos.

Os acontecimentos da vida humana não são nada importantes quando comparados ao despertar espiritual. Naturalmente, a Misericórdia Divina que habita a Consciência Una conduz a vida humana de maneira cuidadosa e inteligente, trazendo algum nível de sofrimento, quando é inevitável, mas muitos momentos de alento e consolação também. Se houvesse apenas ordem e beleza no mundo, jamais a consciência humana se daria conta de sua limitação e jamais buscaria sua verdadeira identidade. Equilibrando sofrimento e consolação, a Consciência Absoluta conduz a mente humana na caminhada espiritual.

Um buscador amadurecido há de se preocupar menos com a própria vida humana e mais com moksha (despertar).

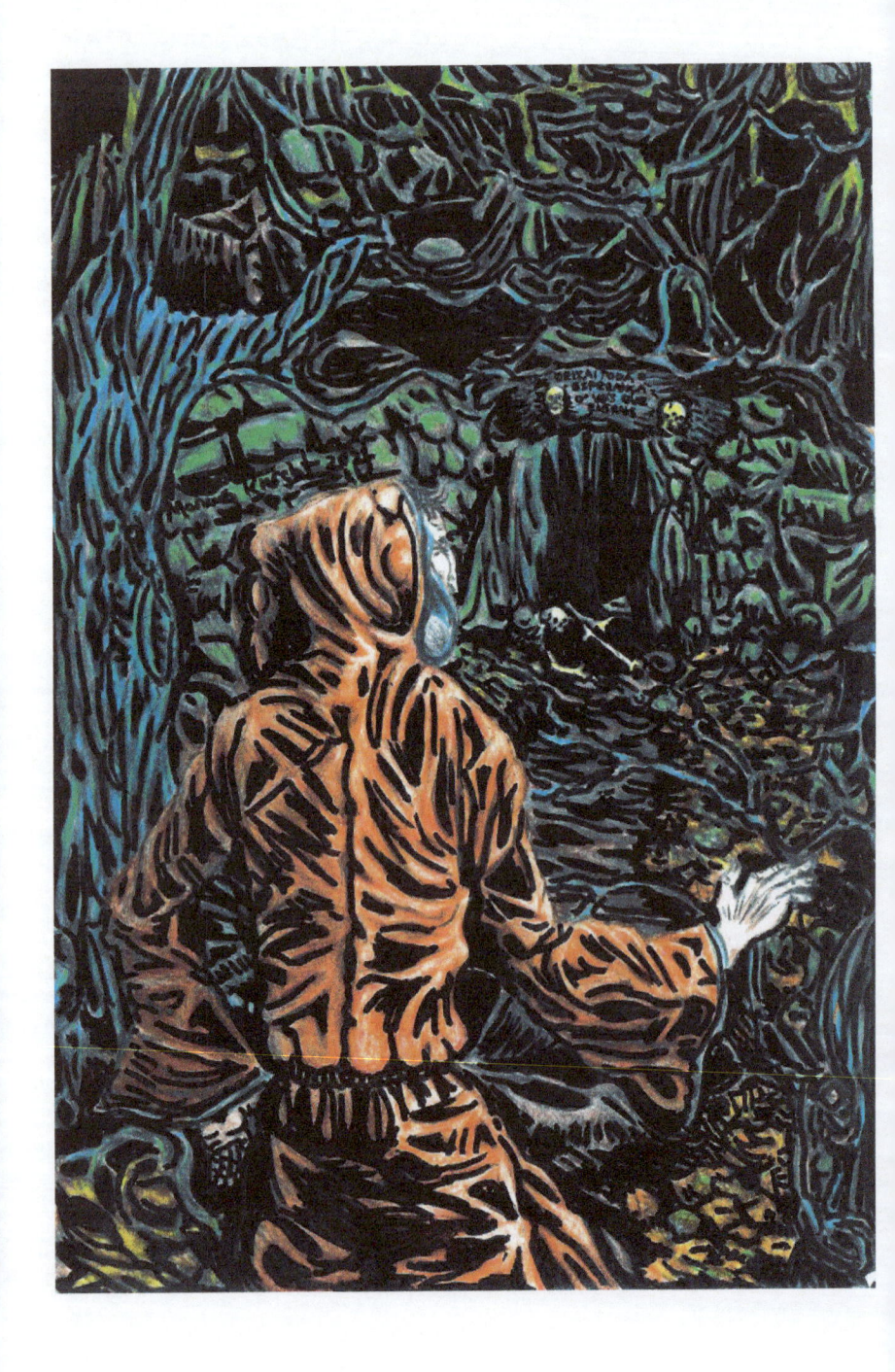

Um buscador espiritual amadurecido há de perceber a infelicidade e o perigo de se deixar levar pelo movimento mental condicionado e há de ter a firme convicção de que é no aquietar da mente que a Verdade mais profunda de si mesmo pode ser encontrada.

CAPÍTULO 55

113. A verdadeira natureza da mente humana é Nirguna, ou seja, além dos gunas, além dos pensamentos.

    Ainda que repleta de erudição ou de conhecimento sobre a estrutura da mente, a consciência humana não consegue se manter sattvica (equilibrada) por si mesma. Bastará a fadiga, algum evento que vá fortemente contra o almejado, ou mesmo o anseio demasiado por transcendência para que a consciência humana recaia em níveis mais baixos e problemáticos de energia (seja rajas, seja tamas). Assim, é quebrado o orgulho da mente humana ao perceber que por si mesma não pode promover a transcendência de si mesma. A mente que achar que se apoiar nos recursos mentais é suficiente para atingir o equilíbrio (sattva) se manterá presa a uma grande ilusão que impossibilitará qualquer real transcendência.

Após algum nível de compreensão sobre si mesma, ou seja, sobre os gunas (energias mentais), a consciência humana amadurece e não se deixa levar tão facilmente pelo fluxo mental.

Conhecendo a obscuridade de tamas (energia de morte), a consciência humana passa a perceber a ação dessa energia sobre si mesma e evita, na medida do possível, se identificar com energia tão pesada. Percebe que a cegueira de tamas é cair na ilusão do ego e se afundar no medo da vida. Sob o domínio de tamas, sucumbimos a catástrofes imaginadas e desvalidamos quaisquer luzes que se apresentem. Cortamos a própria seiva da vida e depois lamentamos.

Com o amadurecimento, a consciência humana se torna capaz de reconhecer a energia de tamas atuando em seu interior. Desse modo, cria um certo distanciamento e uma certa desidentificação, prevenindo grande parte dos malefícios que essa energia poderia trazer. Muitas vezes, estando atenta, consegue cortá-la logo de início, não permitindo, sequer, que tamas adentre o espaço mental. Porém, quando acaba se abalando por estar vivendo uma situação extremamente difícil, a consciência humana amadurecida pode, ao menos, minimizar a influência de tamas, não se deixando identificar por completo e evitando quaisquer ações que tenham essa energia como substrato. Sabendo de sua Verdadeira Identidade como Consciência Absoluta, a calamidade de tamas irá passar e, quanto menor for a identificação, mais brevemente passará. O mesmo se dá com rajas (energia de vida). A consciência humana mais amadurecida não se entrega totalmente ao mundo e não tem mais tanto apego aos frutos dos seus esforços, já sabedora das limitações da vida humana no mundo. Nada que empreenda no mundo a livrará do sofrimento e nada trará real felicidade. Então um distanciamento do mundo, através da compreensão, é são e pode prevenir um apego demasiado que traria enorme angústia e inquietação.

Assim, abre-se espaço para uma autêntica busca espiritual, uma vez que não se é mais totalmente consumido pelas atrações e temores da vida no mundo.

Contudo, ainda que tenha trilhado o caminho do amadurecimento, a mente humana ainda não habita o reino do equilíbrio e da paz. Continua, de alguma maneira, no jogo das ilusões, embora o poder dos gunas tenha diminuído sensivelmente. Portanto moksha (libertação) não se consumou e o fim do sofrimento psicológico não se deu por completo. Somente quando realizarmos nossa identidade atemporal, Consciência Absoluta, a angústia psicológica terminará.

Não cabe à mente humana tentar fabricar a Realidade Última, gerando falsas imagens mentais ou falsos sentimentos de bem-aventurança. Melhor é se humildar e reconhecer a impotência em transcender a si mesma.

Arrefecidos os gunas (pensamentos) e de mãos dadas à devoção, a consciência humana anseia pelo dia dourado, sem, porém, se desesperar.

Os eventos da vida fazem parte e são ordenados pela Consciência Absoluta que somos. Devo temer aquilo que a Consciência Una me apresentar? Aquilo que Ela me mostra é o que precisa ser visto. Aquilo que Ela me faz sentir é o que precisa ser sentido.

Ela, Majestosa Consciência Absoluta, está abrindo as nuvens do meu dia dourado e, a cada movimento, o Sol da Sabedoria é mais desnudado.

Por fim, a mente ilusória será tomada por completo por essa claridade atemporal.

CAPÍTULO 56

114. De início, surge o atrito entre o movimento do mundo e aquilo que era desejado em um ponto de apego, então a consciência humana tende a desabar em tamas (energia de morte).

Quando frustrada em desejos pequenos, a mente pode continuar tranquila, mas o problema é quando é frustrada em um ponto de apego.

O ponto de apego pode variar muito de uma pessoa para outra. Contudo, geralmente, está relacionado à subsistência física, assim, pode estar relacionado à fonte de renda (trabalho), à própria saúde ou à saúde de entes queridos. Pode, também, o ponto de apego se relacionar à imagem que os outros possuem de nós ou à nossa autoimagem. Dessa forma, o ego se ofende e não aceita que os outros possam vê-lo de modo negativo, tampouco consegue aceitar a si mesmo como portador de inúmeras falhas.

Portanto o ponto de apego está ligado ao corpo ou ao ego. Quando ocorre um abalo nesse sentido, a consciência humana tende a se afundar em tamas (energia de morte). Então, começa a distorção e nada é visto com clareza. Projeta-se algum grau de rancor ou medo em tudo. A insegurança se torna tão grande que, quando outra pessoa analisa a situação, não consegue encontrar sentido em tamanho desespero. Sentimo-nos sem saída e, assim, o corpo perde sua energia vital. Mínimas coisas parecem, então, exigir enorme sacrifício e nos tornamos incapazes de acreditar que as circunstâncias podem melhorar. Estamos tomados pela angústia e nossas ações são no sentido de fugir dessa angústia.

Porém as ações desencadeadas por tamas são sempre desordenadas e acabam por aumentar o problema. São ações negativas como glutonaria, drogadição, projetar a culpa nos outros e se envolver em discussões, sexo descontrolado e, se não estamos atentos, até suicídio. A sexualidade é algo bom e natural quando estamos em paz, mas no desespero de tamas se torna algo danoso. Dessa forma, surgem as múltiplas perversões sexuais, a projeção do ódio em alguém do sexo oposto, a exposição a situações degradantes. Isso pode aliviar, momentaneamente, a tensão de tamas, mas causa inúmeras complicações e sofrimentos subsequentes, tanto mais quando envolveu outras pessoas. Tomados por tamas, podemos tratar os outros como objetos, anulando, assim, nossa capacidade de compaixão e respeito. Depois, aquilo é visto com clareza e o arrependimento pode corroer a alma.

Tamas leva a inúmeras ações sem sentido e é muito perigoso.

Quando muitos pontos de apego são abalados, ou quando um ponto que é considerado de vital importância pela consciência humana é abalado, pode ocorrer de a energia de morte (tamas) atingir seu cume e desembocar em profunda depressão. Dependendo da profundidade da depressão, tudo que, até então, a mente humana conheceu pode perder o sentido. Tudo aquilo que já alimentou a consciência humana, agora já não alimenta mais. Todo o conhecimento acumulado (seja intelectual, seja religioso) não consegue dar a resposta para calar a angústia. Diante de tão profunda dor, o olhar se volta para o Alto. Assim, pode ocorrer um despertar para a verdadeira espiritualidade, muito além de convencionalismos religiosos. Esse despertar só é autêntico quando todo o velho não serve mais. Necessitamos profundamente de algo novo. As respostas condicionadas que os pensamentos (gunas) trazem não nos servem mais. Precisamos de algo que vá além dos pensamentos, além do ego ilusório, além da pequena consciência humana. Passamos a perceber quão ensandecido e sem controle é o fluxo mental. Quebrado o orgulho, vemos claramente que a vida que havíamos levado não passou de um emaranhado de distorções e confusões, embora com alguns momentos de euforia. Passamos a questionar nossa própria identidade como mente-corpo. Intuímos que não podemos ser esse ego limitado. Intuímos que não somos a corrente de pensamentos e emoções não solicitados que, incessantemente, surgem na mente. Passamos a nos ver como observadores de todos os movimentos mentais e sabemos, intuitivamente, que, se esse testemunhar se aprofundar, algo muito importante pode ser revelado.

A observação, que advém naturalmente da compreensão interior, cria uma certa distância entre nosso ser e os pensamentos (gunas). Esses já não nos dominam tão completamente. A mente se torna mais equilibrada (sattvica) e silenciosa. Começa a vislumbrar uma bem-aventurança interior que independe de causas e condições. Começamos a vislumbrar a liberdade.

Assim, mesmo em sua obscuridade, tamas (energia de morte) pode nos levar ao despertar para a espiritualidade. Mas devemos estar cientes de seus riscos pois, se não estivermos atentos, poderá nos destruir, seja de forma imediata, seja de forma gradativa.

Rajas (energia de vida) está relacionado às ações que fazemos em prol da vida humana e acaba gerando apenas mais apego e nunca vai gerar libertação. Apesar disso, é a energia que sustenta a vida e devemos possuí-la na medida adequada. Rajas torna-se danoso quando excessivo, assim, nos agita e nos tira a paz.

Sattva (energia inspirada), mesmo antes do despertar para a espiritualidade, já estava presente, mas muito raramente e, por vezes, de modo inconsciente. Depois do despertar para a busca espiritual, passamos a perceber com maior clareza a presença dessa energia. Passamos a contar com a inspiração divina, através de sattva, para conduzirmos nossas vidas, deixando de lado o arquétipo do ego controlador. Nossa mente se torna mais silenciosa e as emoções e o mundo não têm mais tanta influência em nosso ser. Assim, mais ordenados e mais quietos, pode ser que o dia dourado brilhe em nossa existência. Provaremos, então, da verdadeira bem-aventurança e realizaremos nossa real identidade como Consciência Absoluta, para além de quaisquer pensamentos (gunas), para além de quaisquer ilusões.

CAPÍTULO 57

115. Enfim, a rendição!

Desde que ocorreu a formação da pequena consciência humana, ela buscou abrir caminhos, chegar a algum lugar, a alguma clareira. Perdida em si mesma, tomou desde caminhos abjetos até os mais sublimes. Foi escatológica e sacrossanta num mesmo dia.

Atravessou pântanos com odor mais fétido e aprendeu a cantar o nome de Deus quando, por curtos períodos, sentiu-se agraciada.

Encheu-se de rajas (energia de vida) e então buscou proteger a si mesma e aos seus, mas, por vezes, exagerou e pensou que o mundo é uma competição, que tudo pode ser perdido num instante e, apegada que estava, inquietou-se e perdeu seu centramento.

Tomada por tamas (energia de morte), comportou-se de forma estúpida, dando vazão a pensamentos e emoções abjetos. Nos poucos momentos em que se sentiu unificada com Deus, sattva (energia divina) brotou e a mente se fez eloquente e lúcida. Porém, num instante, essa página virou e novos temores (tamas) ou desejos (rajas) puderam dominá-la e, novamente, tornou-se desequilibrada e desatenta.

O buscador espiritual, no início, tentou colocar ordem no espaço mental, colocando um pensamento (guna) "superior" contra outro "inferior". Ao ver que isso só intensificava o movimento mental e criava mais tensão, passou a tentar, simplesmente, desidentificar-se do movimento mental e ansiar pela quietude que revelaria toda a Verdade de si mesmo. Essa conduta trouxe algum fruto no sentido de abrandar a tensão e acalmar o movimento mental. O caminhante amadureceu, mas não foi suficiente para trazer a Verdade de Moksha (despertar).

Restou, portanto, tão somente a rendição. Não mais buscar ordem em si mesmo ou no mundo, mas ver tudo como um movimento único regido pela Consciência Absoluta em Sua Lucidez e Misericórdia.

Essa entrega há de ser a mais completa possível. O esforço que será preciso fazer para viver há de ser iluminado pela Consciência Única e Ela trará a energia e os meios necessários para realizá-lo.

Não cabe à pequena consciência humana criticar o que quer que seja.

Não cabe à pequena consciência humana se opor ao que quer que seja.

Necessita apenas se fundir à Consciência Única, como o rio que encontra o mar. Ela,

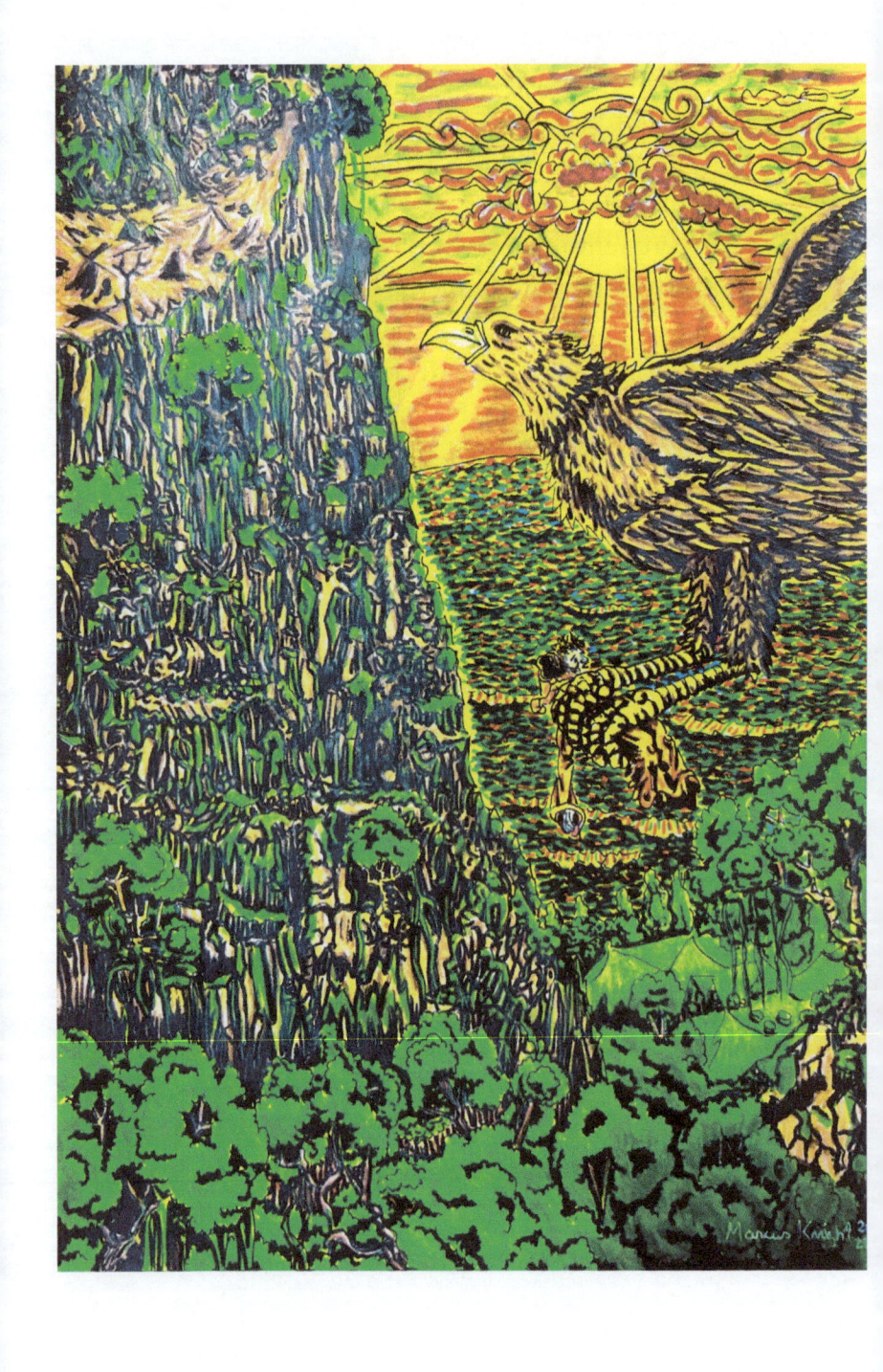

Consciência Divina, me moverá quando algum esforço for necessário.

Ela, Consciência Divina, me silenciará. Um silêncio tão fecundo que será capaz de desnudar a Verdade Definitiva.

Uma entrega tão profunda quanto possível, em que a mente humana deixa de direcionar seus caminhos e percebe a beleza de se deixar conduzir pela Consciência Única que somos.

CAPÍTULO 58

116. Enfim, a rendição!

Oh pensamento! Tu criaste este mundo onírico e te esqueceste disso.

Pobre pensamento, tentaste entender a Realidade, mas sempre em vão.

É sabido, pensamento, que tentaste colorir a pequena consciência humana com todas as cores possíveis, mas todas acabaram borrando em sofrimento.

Pensamento incauto, quiseste encontrar paz no mundo, mas esqueceste que não há paz na ilusão.

Pensamento, tentaste de bom grado me conduzir, mas esqueceste que tu não tens vontade própria.

Pensamento sôfrego, pensaste portar a inteligência, mas esqueceste que és um mero reflexo da Consciência Absoluta que sou.

Pensamento pequeno, quiseste me dizer a Verdade, mas és tu que me impedes de me estabelecer no Ser que sou.

Pensamento sombrio, quiseste falar e falar muito, mas olvidaste que é no silêncio que encontro a mim mesmo.

Pensamento mesquinho, quiseste sempre me ofertar uma palavra, mas não sabes que Deus é indescritível?

Pensamento, rei dos equívocos, por que insistes em te moveres? Não vês que é na quietude mental que está o trono do meu Verdadeiro Ser?

Pensamento ínfimo, que coisa baixa fazes! Insistes em te preocupares com um ego ilusório, com um corpo ilusório e relegas o Ser.

Pensamento vil, não me proponhas um caminho! Estás sozinho e perdido. Deixa-me aqui! Assim, a Unidade que a tudo transcende me será revelada.

Pensamento, és tu a ilusão! Não culpa coisa alguma por tua confusão autocriada! Pensamento, já caminhaste muito pelo deserto. Permita-te descansar!

Pensamento, não preciso de tuas palavras, tampouco de tuas imagens. Pensamento, na verdade, não me faço consciente através de ti. É na tua ausência que me torno verdadeiramente consciente, estabelecido na Consciência Eterna que sou.

CAPÍTULO 59

117. Enfim, a rendição!

Não acredite que o problema está no mundo externo, por mais que a mente lance mão de imagens e palavras para tentar convencê-lo.

Se o que me satisfaz é a quietude interior em que, cessado o movimento mental, encontro a Paz e a Verdade mais profunda, para que vou tentar melhorar o mundo externo?

Para que vou contrapor o movimento mental desejado ao movimento indesejado do mundo?

Se o que me satisfaz é o silêncio interior em que, cessado o movimento mental, encontro a bem-aventurança do Ser, para que tentar melhorar a mente?

Para que vou contrapor o pensamento desejado ao pensamento que surgiu a contragosto?

Melhor é se entregar à Divina Misericórdia e, na medida do possível, permanecer além dos acontecimentos. A Consciência Única acolhe e apoia aquele que tenta se desapegar do fluxo dos acontecimentos e procura manter a mente focada no objetivo último. A Consciência Eterna proverá o suficiente e, quando nos priva de algo, é para mostrar a falsidade daquele ponto de apego e nos fazer avançar em direção à transcendência. Muitas vezes, só nos desvencilhamos de um conceito errado e nos abrimos para o novo através do sofrimento. Meu anseio mais profundo já não está no mundo, mas na realização da Verdade, por meio de transcender a pequena consciência humana e me estabelecer na Consciência Única, nossa verdadeira natureza. Meus olhos se tornam claros apenas quando não me envolvo excessivamente com o mundo.

De início, surge o acontecimento indesejado no mundo. Para a mente é tudo quanto ela não gostaria que ocorresse.

Indignada, a mente se pergunta como isso pôde ocorrer. Diante de tantas possibilidades, justo a mais indesejada ocorrer? Então, consumida pela dor, a mente propõe seus caminhos habituais.

Devo cerrar os dentes, tomado por rajas, e tentar agir no mundo externo? Tentar, rajásico, impor minha vontade no mundo? Tentar competir com os outros e abrir o meu espaço custe o que custar? Rajas não nos deixa dormir e nos faz usar todos os minutos para planejarmos algo, um expediente que faça real nosso intenso desejo. Faz-nos, também, envidar todo e qualquer esforço que for necessário, não importando o desgaste que isso possa causar. Rajas nos deixa agitados e sem sossego.

O polo oposto é tamas. Então, tamásica, a mente propõe que caiamos em lamentação. Exige que desistamos de tudo e nos enche de angústia. Tudo passa a ser visto como trevas. Tudo é muito difícil e já não há forças para mais nada. A avalanche do mundo me soterrou e não restam mais opções, a não ser lastimar. A angústia de tamas é tão grande que qualquer coisa, por mais estúpida que seja, serve para distrair da dor. Tem gente que se automutila. Tem gente que chega ao ponto de usar drogas que devastam o organismo e, sobretudo, o cérebro. Tem gente que tira a própria vida.

Percebendo esses movimentos da mente condicionada e conhecendo-os profundamente, a mente humana se torna mais sattvica (equilibrada). Consegue, assim, certo distanciamento e passa a observar esses movimentos mentais caóticos sem ser totalmente dominada por eles.

Porém, ainda que mais esclarecida e mais equilibrada, não conseguiu obter a libertação. Ainda está identificada com a estrutura mente-corpo. E, dependendo do ponto de apego que for ameaçado, por mais acostumada que esteja com a meditação e com o autoconhecimento, a mente pode recair e se deixar dominar pelas energias baixas (seja rajas, seja tamas). É somente em um dia de ouro, após muito caminhar, que a Misericórdia Divina pode surgir diante do buscador amadurecido e retirar a identificação ilusória de seu interior, estabelecendo-o em sua verdadeira identidade como Consciência Absoluta.

Sendo assim, ocorre o Silêncio revelador e podemos, enfim, realizar o Ser. A partir disso, não seremos mais assolados por sofrimento psicológico algum.

Entregues, esperamos a Sua Divina Intervenção no mais íntimo de nós.

CAPÍTULO 60

118. Q: O que, enfim, preciso fazer?
R: Precisas manter a mente o mais sattvica (equilibrada) possível. Não te deixes enganar pelas energias grosseiras (seja rajas, seja tamas). Somente o excesso dessas energias

te causa problemas. E ter a mais forte convicção de que o objetivo da vida humana é realizar o Ser, ou seja, reconhecer tua verdadeira identidade como Consciência Absoluta (Paramatman).

Q: O que acontece quando mantenho minha mente sattvica o quanto me for possível?

R: Se fizeres isso, o resto podes deixar por conta da Consciência Absoluta. Ela te proverá o suficiente. Não penses que tudo serão flores, mas a Misericórdia Divina te proverá o necessário e, se tiveres clareza de visão, serás grato por isso. O sofrimento diminuirá e, quando vier, tem certeza que veio porque tens que observar algo. Tens que aprender algo com aquela dor. Mas, mantendo a mente sattvica (equilibrada), o sofrimento se abranda certamente.

Q: Mas, quando me frustro intensamente com as coisas da vida, o que fazer?

R: Continua tendo em mente somente isto: precisas manter a mente o mais silenciosa (sattvica) possível. Não te deixes levar, na medida do possível, pelas energias grosseiras, porque são ilusórias. E tem a convicção de que a Misericórdia Divina te proverá o suficiente. Não te exasperes por causa dos desejos frustrados. É no silêncio interior que encontras verdadeira satisfação e auxílio da

Consciência Absoluta. Sem a intervenção Dela, ninguém consegue nada. A pequena mente humana não consegue controlar todos os fatores para obter o resultado desejado. Então desapega das ações e do mundo e, no silêncio interior, intuirás o que precisas fazer. Desse modo, agirás por meio da iluminação divina e não terás orgulho algum quando as coisas derem certo.

Q: E como lidar com as pessoas, por vezes, excessivamente gananciosas e competitivas e, por vezes, tão negativas que nos lançam sentimentos ruins?

R: Vê que somente estão assim por inconsciência. Por falta de discernimento espiritual, deixam-se levar pelas energias grosseiras (rajas e tamas). Então se queimam nos desejos de rajas e querem competir e comparar, querem conquistar espaço. Ou, sorvidas por tamas, reverberam mágoas, tentam ofender, projetam suas angústias, por vezes, de modo agressivo. O melhor é, mesmo em contato com elas nas piores condições, tentar manter a mente pacífica (sattvica). Deixar-se contagiar pelas energias grosseiras somente gera mais inconsciência, mais confusão e mais problemas. Vendo que são vítimas das energias grosseiras, da ilusão e da inconsciência (falta de discernimento espiritual) tornamo-nos mais propensos a perdoá-las e a não reagir. Elas também são a Consciência Única, mas estão obscurecidas pela ilusão de maya. Perderam contato com a Fonte e se desventuraram. Na medida do possível, a não ser em situações pontuais em que a integridade física de alguém esteja ameaçada, não reagir é o mais sábio e o mais frutífero. Pode ocorrer, assim, que as pessoas se deixem influenciar pelo teu equilíbrio interior (sattva), e não o contrário. Desse modo, serviste como instrumento de cura. Mas não te deves orgulhar, pois todo o mérito foi da Consciência Absoluta que te utilizou como instrumento. Conduzindo-te assim, paras de gerar karma e tua mente se torna mais silenciosa e mais propensa a realizar o Ser.

Q: Se eu não reagir, me livro de todo meu karma?

R: Não será de um dia para o outro. Mas deves saber que, ao menos, não estás gerando mais karma. Reduzem-se, assim, os conflitos internos e externos. A mente se acalma. Não havendo tantos conflitos com o mundo, torna-se mais fácil desidentificar-se das energias grosseiras. Desse modo, os pensamentos perdem o ímpeto, passam a nos importunar menos. Até que um dia, num lapso da mente ordinária, possas perceber tua verdadeira identidade. Na quietude interior, realizas a Realidade Última e findas o sofrimento psicológico.

Q: Se isso acontecer, não terei mais que renascer?

R: A roda de samsara é destruída. Estabelecido na Consciência Absoluta, tua verdadeira natureza, não tens mais a ilusão de ser um corpo, tampouco de ser uma mente ilusória. Estabelecido na Bem-Aventurança do Ser, o vento dos gunas (pensamentos) não nos arrasta mais. Assim, o movimento ilusório cessa ainda nesta vida e não precisamos de mais nada. Torna-se desnecessário um novo nascimento.

Q: Porém, se busco o Ser com todas as minhas forças, me desespero. Não consigo, por mim mesmo, transcender a pequena consciência humana com a qual estou identificado. Como não se impacientar?

R: O movimento impaciente ainda é um guna (pensamento), porém trajado com vestes de espiritualidade. Percebe a verdade disso e permite-te esvaziar de mais esse movimento de rajas. Tem sempre a convicção de que é no silêncio e quietude interiores que encontras verdadeira satisfação.

Q: E quando, por deslize ou desatenção, cair de novo nas garras das energias grosseiras e agir de modo ignóbil?

R: Isso pode ocorrer. Até que realizes o Ser em definitivo, estarás sujeito a isso. Mas tenta recobrar a consciência o mais rápido possível. De nada adianta te martirizares pela queda. Que apenas sirva para mais uma vez veres quão inútil e frustrante são os caminhos propostos pelas energias grosseiras (rajas e tamas). Não nos trazem real felicidade e impedem o silêncio interior necessário para encontrarmos a Bem-Aventurança Eterna e Incausada do Ser.

Q: Posso ser um homem comum, ter uma vida comum e, ainda assim, realizar o Ser?

R: Tenta ser o mais comum possível. Não tentes te destacar. Para realizares aquilo que a Consciência Absoluta quer de ti, Ela mesma te proverá a luz, a energia e os meios. Não deixes as coisas do mundo ocuparem muito espaço em teu interior. Pelo contrário, que a lembrança do Ser seja senhora de teu ambiente mental. Tenta não reagir às situações, mas estar além delas na medida que te for possível. Melhor é deixar a energia interior pacífica (sattva) contagiar o mundo, e não se deixar contagiar pela agitação do mundo. Assim, a mente se sintoniza com a Consciência Absoluta e não com o mundo. Até que, por fim, realizes a verdade em ti mesmo e por ti mesmo.

Q: O tempo é meu inimigo?

R: Tem o tempo como aliado. Certamente, a Consciência Absoluta usará o tempo para te esclarecer até que a mente esteja silenciosa e quieta o suficiente para realizar a Consciência Atemporal em si mesma. Se ainda vais permanecer identificado com a pequena consciência humana por algum tempo, sabe que serás acolhido e terás apoio da Consciência Divina se tiveres os olhos voltados para Ela e não para as tendências grosseiras. Assim, o karma será cumprido sem desgastes e com real sintonia.

Que possamos realizar o Ser ainda nesta vida!

Que possamos manter a convicção de que o movimento do mundo é regido pela Consciência Eterna, em Sua Misericórdia, e, assim, possamos nos libertar do medo!

Que os movimentos ilusórios da mente sejam cortados pela raiz e que permaneça em nosso coração a recordação de nossa Verdadeira Identidade (Paramatman)!

REFERÊNCIAS
(REVERÊNCIAS)

Se há alguma luz nesta obra, todo mérito é de Arunachala (Consciência Absoluta).

Obtive grande apoio nos primeiros passos em meu caminho intelectual de meu avô nesta existência (Jones Emrich). É natural que, posteriormente, a intelectualidade seja transcendida quando adentramos a verdadeira espiritualidade, mas, antes, é preciso aprimorá-la.

Obtive grande auxílio em conversas espirituais com o grande amigo desta existência (Gabriel Velasques). Faço menção, também, aos diálogos espirituais com o amigo Afonso Maria Grezzana.

Tenho profunda gratidão ao sábio Alsibar, que sempre me deu orientações claras em momentos cruciais. Alsibar tem ajudado inúmeras pessoas neste país a compreender os mais diversos assuntos no campo da espiritualidade. Sempre gentil, esse sábio traz suas vivências espirituais para as coisas cotidianas da vida, o que é fundamental. Seus ensinamentos estão disponíveis pelo site: https://alsibar.blogspot.com e pelo canal de youtube: https://www.youtube.com/user/alsibar

Obtive bastante compreensão ao ouvir Jiddu Krishnamurti. Obtive *insights* muito importantes com o ensinamento direto e cortante de Uppaluri Gopala Krishnamurti.

São João da Cruz acendeu a chama do anseio pela União com Deus em meu coração. São Dionísio me apontou a luz que transcende a razão em sua teologia mística.

O Dia Dourado da humanidade foi o surgimento da linhagem Navnath Sampradaya. Shri Sadguru Siddharameshwar Maharaj, Shri Sadguru Ranjit Maharaj, Shri Sadguru Nisargadatta Maharaj, Shri Ramakant Maharaj. Prostro-me diante dos ensinamentos supremos desses gurus compassivos.

Aqueles que anseiam pela Verdade hão de cantar as canções sagradas: Ribhu Gita, Ashtavakra Gita, Avadutha Gita e Bhagavad Gita. Devem, também, saber o valor do Sublime Yoga Vasistha, do esplendoroso Ellam Ondre, do magnífico Sorupa Saram e dos nobres ensinamentos de Shankara.

Aqueles que querem ouvir a Verdade direto da Fonte Eterna hão de ouvir atentamente os ensinamentos sagrados de Sri Ramana Maharshi. Não há distinção entre a Consciência Absoluta (Arunachala) e esse Santo, que trouxe luz ao caos da modernidade. Annamalai Swami, discípulo de Sri Ramana Maharshi, também compartiu ensinamentos de infinito valor e graciosidade.

Toda a humanidade há de ser infinitamente grata a Buda e, principalmente, aos ensinamentos diretos (Dzogchen e Zen).

Toda a humanidade há de ser grata a Jesus Cristo. Sua Graça traz Luz Eterna para o mundo.

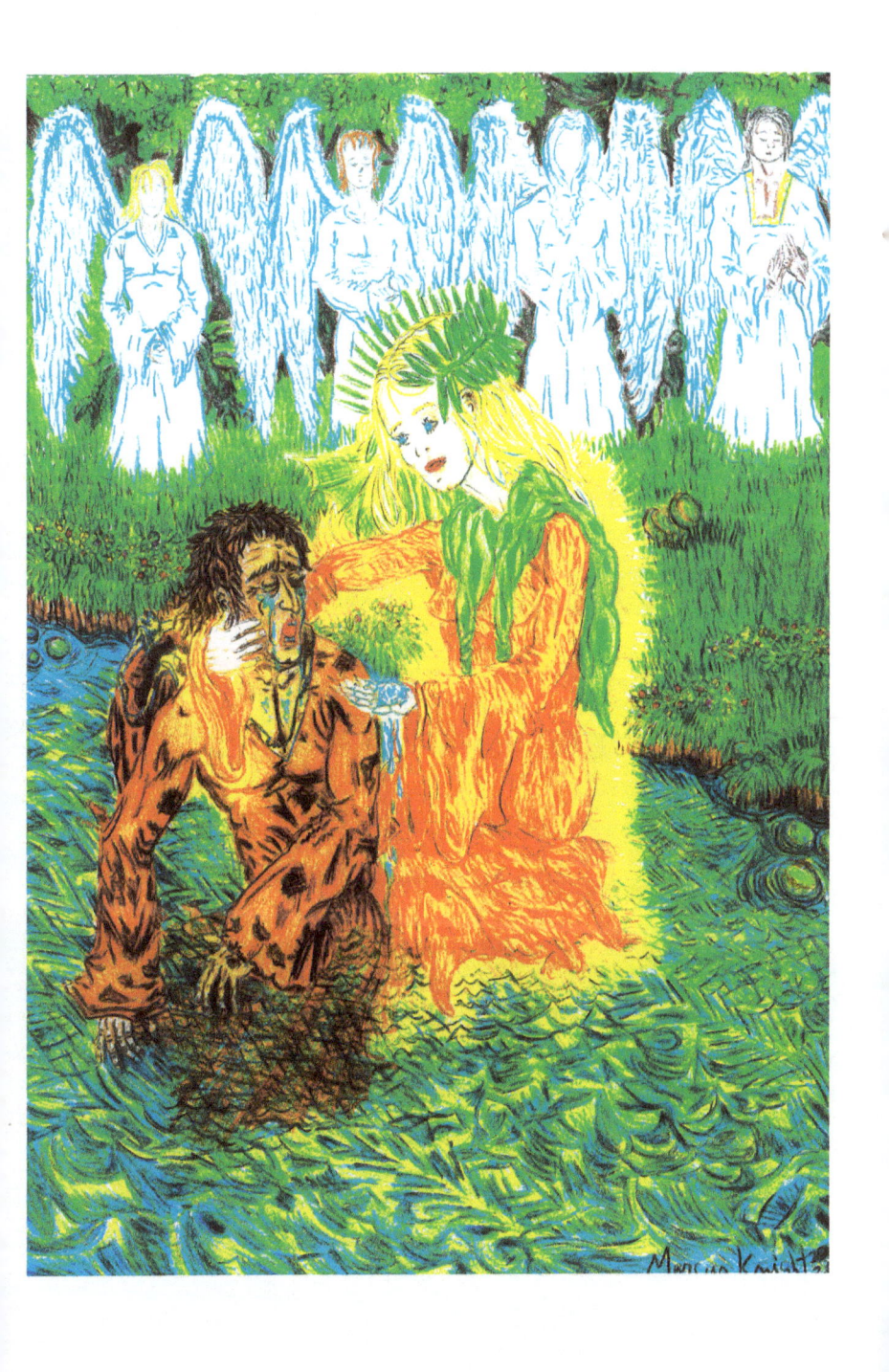

Esta obra foi composta em Book
Antiqua 12 pt e impressa em papel
offset 90 g/m² pela gráfica Meta.